RÉFLEXIONS CRITIQUES

SUR

L'HOMOEOPATHIE,

présentées à la Société académique de Bayeux,

PAR

TH. LABBEY,

secrétaire de la section des sciences, arts et belles-lettres, docteur en médecine
de la Faculté de Paris,
membre de plusieurs sociétés savantes.

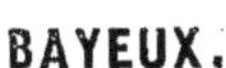

BAYEUX,

IMPRIMERIE DE A. DELARUE,
27, rue Saint-Jean.

—

1854

RÉFLEXIONS CRITIQUES

SUR

L'HOMOEOPATHIE.

RÉFLEXIONS CRITIQUES

SUR

L'HOMOEOPATHIE,

présentées à la Société académique de Bayeux,

PAR

TH. LABBEY,

secrétaire de la section des sciences, arts et belles-lettres, docteur en médecine
de la Faculté de Paris,
membre de plusieurs sociétés savantes.

*Opinionum commenta delet dies,
naturæ judicia confirmat.*
(Cicéron.)

BAYEUX,

IMPRIMERIE DE A. DELARUE,

27, rue Saint-Jean.

—

1854

Beaucoup de gens s'entretiennent de l'homœopathie ;
mais très-peu ont puisé dans l'étude assez de connais-
sances pour soumettre à une judicieuse appréciation les
principes médicaux de l'école d'Hahnemann. C'est, aux
yeux de la multitude, une doctrine nouvelle, qui, venue
après les autres, a dû mettre à profit leurs vérités ou
leurs erreurs ; c'est une théorie, dont les gens du monde
méconnaissent sans doute l'origine ; mais les fanfares de
ses adeptes ont étendu si loin sa renommée ; la simple
aspiration d'un quadrillionième de grain d'or a produit
des cures si promptes et si merveilleuses ; il y a, dans
cette atmosphère d'homœopathie, quelque chose de si
magique et de si mystérieux, que le raisonnement semble
au moins inutile, et que le vulgaire saisit avec ardeur
une croyance qui flatte ses goûts, ses idées, ses espérances.

Parlez, au contraire, d'homœopathie aux médecins qui, par leurs travaux, se sont acquis une juste renommée ; adressez-vous aux hommes chargés de l'enseignement de la science, à tous ceux qui ont consacré leur vie à l'étude de l'homme et à la recherche de la vérité, et interrogez-les sur la valeur, sur les destinées de cette doctrine ; ils vous répondront qu'un système en opposition avec l'observation et le sens commun ne peut jeter en France de profondes racines, et que l'on perdrait sa peine et son temps à réfuter des rêveries, qui ne méritent point qu'on leur accorde une telle importance. Parcourez les journaux de médecine, les publications scientifiques qui ont eu le plus de succès depuis vingt années, et vous verrez partout, au sujet de l'homœopathie, les mêmes appréciations, le même jugement porté par les écrivains les plus célèbres. Ce système, s'écrient les uns, est tellement absurde que nous ne nous amuserons pas à en analyser les erreurs et les sophismes ; cette doctrine, disent les autres, se réfute d'elle-même, et nous apprécions trop le bon sens de nos lecteurs pour essayer de leur en démontrer les paradoxes et le ridicule. C'est donc à peine si l'on trouve épars quelques arguments sérieux contre les théories d'Hahnemann. Presque tous les médecins les ont, il est vrai, condamnées ; presque tous, en repoussant leur concours pour l'élucidation des problêmes pathologiques, les bannissent à jamais du sanctuaire de la science ; mais les hommes étrangers à la médecine n'ont pas compris cette dédaigneuse indifférence, et le silence de la vieille école leur a semblé l'aveu d'une défaite.

C'est pour combattre ces erreurs que ce travail a été entrepris. Le but que l'auteur se propose, c'est de démontrer que, malgré les apostasies médicales, la statue d'Hippocrate ne peut être brisée ; c'est de secouer la poussière dont les tréteaux de l'industrialisme ont sali la robe doctorale; c'est de venger la médecine du ridicule qui s'attache aux aberrations d'Hahnemann, et de repousser la solidarité de pareilles déceptions; c'est d'arracher à une mort prématurée les malades que leurs fatales croyances jettent dans les illusions de l'homœopathie, et qui souvent auraient prolongé leur existence; si leur maladie, traitée à son début par des globules inertes, n'eût pris des proportions qu'il devient plus tard impossible de restreindre.

Quel que soit le résultat de ses efforts ; quelles que soient les antipathies soulevées par des convictions contraires ou par les désappointements du charlatanisme, il aura obéi au cri de sa conscience; il se sera acquitté d'un devoir : *Fais ce que dois, advienne que pourra.*

RÉFLEXIONS CRITIQUES

SUR

L'HOMŒOPATHIE.

MESSIEURS,

C'est une triste tâche pour votre Société académique que de faire asseoir à son foyer des hommes, pour ainsi dire, étrangers à votre langage ; dont le lourd bagage scientifique s'harmonise difficilement avec la distinction de vos habitudes littéraires, et qui, promenant partout l'ennui de leurs systèmes ou de leurs théories, viennent poser au milieu de vous les débats d'une science que vous n'avez pas cultivée !

Telle est pourtant la destinée que vous réserve votre bienveillance, et je viens encore aujourd'hui réclamer l'attention que vous m'avez déjà si géné-

reusement prêtée. Une fois, s'il vous en souvient,
il s'agissait de danse, et je me permettais, au point
de vue de l'hygiène, de censurer vos plaisirs. Plus
tard, je vous entretenais du mécanisme de nos sensations, et j'osais mesurer la place qu'elles occu-
pent dans le domaine de l'intelligence. Puis, je
vous parlai de rêves, de leurs manifestations, de
leur origine ; puis, de somnambulisme, et, promenant avec vous le flambeau de la science sur les
bords du mystérieux abîme de la vie, je vous mon-
trais jusqu'où s'étend le reflet de sa vive lumière.
Dernièrement, j'affligeais vos regards du tableau
des misères humaines, et je récapitulais devant vous
cette série de douleurs que le choléra traîne sur
son passage. Encore plongé dans cette atmosphère
médicale, où la force de l'habitude me ramène
toujours, j'essaierai aujourd'hui, Messieurs, de vous
dévoiler les secrets de l'homœopathie, et de vous
convaincre de la futilité des principes qui lui servent d'appui. J'aurai droit à votre indulgence, si,
malgré vos ennuis, je fais luire à vos yeux un rayon
de salut et de vérité.

Quand le vieil Argan, dont Molière nous a si spirituellement décrit les tribulations, corrigeait le
mémoire de son apothicaire, et le réduisait des
deux tiers, pour lui apprendre à ne pas écorcher
ses malades, il nous initiait à tous les abus de la
médecine, à la composition des potions et des clystères dont M. Purgon se servait pour enrichir la
science, dégonfler la rate, réparer le foie, raccom-
moder la poitrine, tempérer les humeurs et balayer

les entrailles. Que de recettes ridicules ! Quel luxe stérile de juleps anodins, soporatifs et somnifères ! Quelle ruineuse profusion de tisanes, pilules et clystères, préparés par M. Fleurant, pour déloger les vents ou la bile, adoucir le sang, et nettoyer le bas-ventre du pauvre malade !

La médecine moderne a fait bonne justice de toutes ces folies, et maintenant, avec une seule goutte de teinture médicamenteuse, réduite à la millionième dilution, les homœopathes rendent à leurs malades la santé et la vie ! C'est avec un aplomb merveilleux que nos Esculapes modernes racontent leurs succès et leurs espérances : ils veulent qu'avant dix années flotte partout leur bannière, et ce n'est qu'avec dédain qu'ils citent les maximes décrépites des coryphées de la vieille école; eux seuls ont eu l'instinct de la science, et trouvé la source des saines doctrines, que des ombres épaisses avaient jusque-là obscurcies.

Avec une quarantaine de petites fioles, hautes de deux centimètres, et grosses comme un tuyau de plume, ils sèment partout la vie sur leur passage. Cette eau-ci est pour le rhume; celle-là, pour la rougeole; cette autre, pour le mal de dents, et sa voisine, pour les cors aux pieds. Leur petite pharmacie, rangée dans une boîte, que vous prendriez volontiers pour un porte-cigarre, renferme des trésors de santé, des globules capables de vous guérir de tous maux, pour peu que la foi vous éclaire, et que vous ne dédaigniez pas les secours que la Providence vous envoie.

Si Dieu est grand, il serait donc juste de reconnaître qu'Hahnemann est son prophète [1], et que les homœopathes ont reçu, en naissant, un de ces rayons subtils qui éclairent et vivifient les intelligences !

Malgré les brillantes promesses de l'homœopathie, examinons pourtant, Messieurs, si ce système est compatible avec la raison, et si les railleries qui

[1] Hahnemann, fondateur de la médecine homœopathique (de deux mots grecs : ὁμῖος, semblable, et πάθος, maladie, souffrance), naquit à Meissen, petite ville de la Saxe, en 1755. Après avoir fait ses premières études médicales à Leipzig, puis à Vienne et à Hermanstadt, il fut reçu docteur à l'université d'Erlangen, et se fixa à Leipzig en 1789. Il publia sa nouvelle méthode curative en 1810, dans un ouvrage intitulé : ORGANON DE LA THÉRAPEUTIQUE RATIONELLE. A l'axiome hippocratique : *Contraria contrariis curantur,* il substitua dans sa méthode ce principe opposé : *Similia similibus curantur;* c'est-à-dire que, pour guérir une maladie, il faut choisir un médicament qui puisse la produire. Ainsi quelques vomissements peuvent être guéris par l'émétique ; la congélation peut être traitée avec avantage par des frictions avec de la neige ; les brûlures légères, par le feu, etc... Au dire d'Hahnemann, si, avant lui, des médecins ont guéri leur malades, c'est que la nature a triomphé des bévues de leur ignorance, ou qu'ils ont fait de l'homœopathie, sans le savoir. En butte aux sarcasmes de ses adversaires, Hahnemann s'établit tour à tour à Brunswick, à Kœnigslutter, à Hambourg, à Eilenbourg et à Torgau ; puis, en 1820, il se retira à Kœthen, auprès de S. A. S. le duc d'Anhalt-Kœthen, dont il fut le conseiller intime, et exerça paisiblement la médecine sous la protection de ce prince. Il quitta l'Allemagne en 1833 et vint à Paris, où il mourut, dix ans après, dans 89me année.

poursuivent quelques assertions bizarres ou quelques prescriptions ridicules, doivent tomber devant la majesté des faits et le jugement de la science. La médecine doit sans doute éprouver le sort de toutes les sciences humaines, et le flambeau de la vérité ne doit pas tout d'un coup dissiper les ténèbres qui obscurcissent les voies nouvelles où s'agite l'avenir de l'humanité; mais, si la doctrine qui s'arroge le droit de détrôner les autres, ne s'appuie que sur l'empirisme, ou sur des hypothèses que condamnent la raison et la connaissance positive des lois de l'organisme, soyez-en bien certains, Messieurs, cette doctrine doit périr un jour, et son berceau, placé sur des ruines, doit bientôt tomber lui-même en décadence.

Voyez toutes les vicissitudes que la médecine a traversées depuis Galien jusqu'à Paracelse, ce hardi novateur, qui, malgré ses fanfaronnades et son génie, ne fut guères plus habile à faire de l'or qu'à prolonger la vie des hommes, et qui confondit tous les systèmes avec ses idées étranges de chiromancie, de magie et de talismans ! Examinez ce qu'ont produit toutes les rêveries de la cabale, de l'alchimie, de l'humorisme ou de l'astrologie judiciaire. Dites-nous ce qu'est devenue cette harmonie mystérieuse qui rattachait chacune de nos maladies au mouvement des éléments et à la conjonction des planètes. Où retrouverons-nous cette archée de Vanhelmont, et tous ces êtres imaginaires qui tenaient la santé sous leur dépendance, et qui, malgré leurs habitudes d'ordre et de prévoyance, se livraient parfois à

des mouvements déréglés, dont nos maladies étaient
la triste conséquence ? Vous semble-t-il encore rai-
sonnable d'expliquer le mécanisme de nos fonctions
par la forme des atomes qui entrent dans la composition de l'organisme ? Préférez-vous généraliser
la puissance des théories chimiques pour débrouiller tous les phénomènes de la vie, et pensez-vous
que la perte d'équilibre des principes élémentaires
du corps humain suffise à la solution de tous les
problêmes pathologiques ?

Vous parlerai-je ici, Messieurs, du monument en
ruine qu'avait élevé la médecine de Broussais, et
qui un jour menaça d'entraîner la science avec lui
dans sa chute ; de cet enthousiasme du maître, lan-
çant ses énergiques imprécations aux fauteurs de
l'empirisme et de l'ontologie ; de cette parole ar-
dente, inexorable, qui accablait de ses sarcasmes
et de ses anathèmes tous les hommes rebelles à l'a-
doption de ses fantastiques théories ? Est-il besoin
de combattre aujourd'hui ce système général d'irritation, appuyé sur le solidisme d'une autre école,
qui ne laissait plus guères dans le cadre nosologique que des gastro-entérites aux formes variées, et
pourtant identiques de leur nature ? L'humanité
a payé bien cher cette doctrine, et, si l'auteur
des phlegmasies chroniques n'avait indemnisé la
science par quelques sages préceptes, et par quelques observations judicieuses sur la relation de nos
organes et sur les irradiations sympathiques que
l'irritation propage quelquefois dans les viscères,
nous n'aurions qu'à déplorer l'abus qu'il fit d'un

immense talent et d'une magnifique intelligence.

Et pourquoi toutes ces théories, vantées et proscrites tour à tour ; pourquoi toutes ces doctrines, qui s'excluent mutuellement, et dont vous avez vu la mobilité surprenante, sont-elles tombées dans l'oubli ? C'est qu'elles se sont aveuglées sur les principes qui leur servent de base, et qu'elles ont donné à quelques observations, vraies dans l'origine, une signification trop étendue ; c'est qu'elles se sont appuyées sur des fantômes, et n'ont pas toujours interrogé les faits et la raison, qui peuvent seuls nous conduire à la connaissance de la vérité.

Examinons donc si la doctrine d'Hahnemann repose sur des principes plus solides, et si l'homœopathie a soulevé le voile qui nous tenait cachés les secrets de la nature. J'ouvre l'*Organon de l'art de guérir,* traduit par Jourdan [1], et je vois, à la page 2, qu'Hahnemann se plaint des vains efforts de la médecine allopathique à rechercher les *causes* du mal, et se rit de leur inutilité, par la raison que la plupart des maladies, étant d'origine dynamique, ne peuvent tomber sous les sens. *Ces causes,* dit-il plus loin, page 15, ne peuvent être matérielles, car la moindre substance étrangère ne pourrait séjourner dans l'organisme sans déterminer la mort. Où réside, ajoute-t-il, le principe de la goutte, de la rage ou des scrophules ; celui du typhus, de la variole ? Où est l'agent morbide qui

---

[1] *Exposition de la doctrine homœopathique,* ou *Organon de l'art de guérir,* par S. HAHNEMANN ; Paris, 1832.

compromet l'existence, quand une indiscrète prophétie cause la mort, quand une nouvelle affligeante suspend subitement le cours de la vie ?

Voilà donc les phénomènes organiques placés en dehors des viscères qui les produisent ! Voilà les fonctions indépendantes des appareils qui les exécutent ; le mouvement d'une machine isolé des rouages qui la constituent ! Voilà donc la force vitale, cette abstraction de notre intelligence, par laquelle nous généralisons les phénomènes de l'organisme, qui, devenueun être réel, va subir toutes les phases des altérations pathologiques !

Mais la *force* ne doit-elle pas toujours s'entendre, dans les sciences physiques, de la somme de mouvement ou d'action dont un corps se montre capable ? Et si, pour embrasser l'ensemble des conditions, des lois ou des rapports qui régissent la vie, nous admettons des causes premières, qui centralisent les faits et les coordonnent, il est bien entendu pourtant que ces forces, inhérentes à nos fonctions, et diversement modifiées dans chaque être, ne sont point indépendantes des appareils organiques, à l'énergie ou à la faiblesse desquels elles se proportionnent. Il en est de même de ces manifestations secondaires, de cette motilité, de cette sensibilité, de cette contractilité fibrillaire que quelques physiologistes se sont plu à rattacher à des forces subalternes, tout aussi abstraites et insaisissables que le principe mystérieux qui les tient sous sa dépendance.

Lorsqu'un agent quelconque a touché la fibre

vivante, et qu'elle se contracte, on en conclut qu'elle a senti la présence de cet agent, et l'on dit qu'il y a sensibilité et contractilité fibrillaire. Ces mots furent sans doute employés d'abord pour exprimer le mode d'action des tissus; mais plus tard on perdit de vue leur véritable signification : on les sépara des actes matériels qu'ils étaient destinés à peindre; on voulut les étudier abstraction faite des tissus du corps humain, et l'on considéra comme existant réellement des êtres cependant fantastiques. Cette sensibilité et cette contractilité ne sont pas, en effet, des choses réelles; ce ne sont que des mots servant de formule pour exprimer que l'être vivant peut sentir, que la fibre peut se contracter. Elles ne peuvent exister indépendamment des organes qui les mettent en jeu; elles ne sont que le résultat nécessaire de l'exercice de leurs fonctions, ou plutôt elles sont ces fonctions elles-mêmes, qui sont générales, parce que le système de l'innervation se répand partout. La lésion d'un organe, d'un tissu, entraîne bien à sa suite la lésion des propriétés vitales, mais celle-ci ne peut être connue indépendamment de l'autre. Si la force vitale est plus active chez les enfants et chez les jeunes gens, si elle perd de son énergie chez les vieillards et chez les personnes épuisées par de longues souffrances, il est évident que cela tient uniquement aux modifications que l'âge ou les maladies ont apportées dans les organes.

Tous les efforts du médecin doivent tendre sans doute à ramener les propriétés altérées à leur type physiologique, mais ce n'est qu'en modifiant l'organisme qu'il peut y parvenir. Les propriétés vitales ne peuvent s'exalter dans les tissus, sans que ceux-ci n'aient été soumis à l'action d'un corps irritant quelconque, et il n'y a point de réaction vitale sans un mouvement organique. On conçoit fort bien que nos excitants naturels puissent altérer primitivement les viscères qui ressentent leur influence; on comprend aisément que les chants et les cris puissent produire une excitation nuisible sur les poumons, et déranger ensuite leurs fonctions; on se persuade sans effort que les passions violentes et les contentions de l'esprit puissent léser le cerveau, et causer des désordres plus ou moins funestes dans l'exercice de la pensée et de la sensibilité; mais on ne peut concevoir que ces modificateurs de l'organisme aient porté leur influence première sur la respiration, la sensibilité ou la pensée : ils ne pouvaient attaquer que les viscères qui en sont l'instrument.

La sensibilité, la contractilité sont pour les corps organisés ce que l'attraction, l'élasticité, les affinités moléculaires sont pour les corps inorganiques. Ce ne sont que des abstractions qui expriment le mode d'action caractéristique des corps de la nature. Seulement, comme la composition matérielle ne peut varier dans un être sans que les actions de cet être ne varient aussi, les forces dont on dit ces corps animés, ont dû nécessairement être différentes, comme les noms qu'elles ont reçus; mais il est aisé de comprendre que toutes ces abstractions reconnaissent la même origine, et qu'il ne peut y avoir de contractilité sans organes contractiles, de même qu'il ne peut exister d'élasticité sans corps élastiques. Il est donc évident qu'il ne peut y avoir de maladies sans lésions organiques, et que leur attribuer une origine dynamique, c'est en méconnaître la source et le caractère. Si, en effet, ces forces vitales, si ces agents insaisissables ne sont que des abstractions qui nous rendent plus facile l'explication des phénomènes de la vie, comment voulez-vous que la médecine qui s'appuie sur l'observation des altérations qu'ils éprouvent, et qui enseigne la nécessité de les ramener à leur type ordinaire, repose sur une base solide? Comment voulez-vous que la doctrine qui n'aperçoit dans le médicament que le mode d'action qu'il exerce sur des entités imaginaires, ne soit point aussi futile que son principe?

Quant à la question qu'Hahnemann adresse aux allopathes sur la nature du principe de la goutte, des scrophules ou de la rage, nous pourrions à bon droit la lui faire à lui-même, et nous ne pensons pas qu'il eût à s'enorgueillir de la moindre solution de ces problêmes. Un mystère avance rarement l'explication d'un autre, et, en bonne logique, les borgnes ont encore le droit de conduire les aveugles.

Le désir de connaître l'agent morbide qui compromet l'existence, quand une indiscrète prophétie cause la mort, nous prouve que l'étude du mécanisme des actes intellectuels et moraux a été peu familière à l'inventeur de l'homœopathie. Si les

orages des passions, si les grands troubles nerveux
étendent leurs effets perturbateurs jusque sur les
fonctions qui s'exécutent dans les profondeurs de
l'organisme, n'est-ce pas par l'intermédiaire des
appareils chargés des manifestations de la sensibilité et de l'intelligence? Eh bien! qu'y a-t-il de
plus mystérieux dans cette influence que dans les
rapports qui unissent entre eux tous les autres
rouages de la vie, et qui enchaînent réciproque-
ment leur concours pour l'accomplissement de ses
phénomènes?

D'ailleurs, cette objection contre la médecine ressemble beaucoup à celle que Molière met dans la
bouche de Béralde : « Pourquoi, dit le malade ima-
ginaire, ne voulez-vous pas qu'un médecin en puisse
guérir un autre? Par la raison, répond Beralde,
que les ressorts de notre machine et la nature de
nos maladies sont des mystères, où jusqu'ici les
hommes ne voient goutte, et que nous avons devant
les yeux des voiles trop épais pour y connaître quelque chose. » Mais Hahnemann et Béralde se trom-
pent, car ce serait un sophisme bien étrange de
soutenir que l'ignorance de la cause première des
phénomènes de la nature nous ôtât la faculté de
mesurer l'étendue de ces phénomènes eux-mêmes.
S'il n'est pas besoin de découvrir l'essence du principe secret de la vie pour apprécier les fonctions
que chaque organe est chargé de remplir, il n'est
pas, ce nous semble, plus utile de connaître celle
du principe qui la détruit, pour se rendre compte
de ses effets et de la nature des altérations patho-

logiques qu'il produit. Parce que nous ignorons le
secret de la vie des végétaux, et que nous ne pouvons expliquer comment un faible grain, enfoncé
dans la terre, se développe, s'accroît et reproduit
un être semblable à celui qui lui a donné naissance,
on n'a jamais osé prétendre que la science du bo-
taniste ne reposât que sur de futiles hypothèses, et
qu'elle ne dût rendre aucun service à l'humanité.

Mais là, Messieurs, ne s'arrêtent point les alléga-
tions trompeuses d'Hahnemann. D'après lui, ce
n'est point dans l'intérieur de l'organisme, toujours
inaccessible à nos regards, qu'il faut rechercher la
trace des maladies, et il suffit, pour les connaître,
de s'adresser au groupe perceptible des symptômes
qui les représentent, et qui, par leur réunion, constituent leur forme et leur image. C'est, dit-il, cette
collection de symptômes, qui, seule, peut déterminer le choix de nos remèdes, et les médicaments
qui peuvent la faire disparaître, sont précisément
ceux qui ont aussi la faculté de la produire chez
l'homme bien portant.

Sans doute, Messieurs, on ne peut concevoir
qu'après la disparition de la cause et de tous les
symptômes d'une maladie, il puisse rester autre
chose que la santé, et il est vrai que les symptômes
sensibles qui se manifestent, ont toujours une relation intime avec la cause qui les produit; mais est-
il philosophique de ne concevoir les corps que par
l'ombre qui les suit, et ne peut-on croire à leur
absence que parce que cette ombre a disparu? N'ar-
rive-t-il pas quelquefois que la maladie survive aux

symptômes qu'elle détermine? N'est-il pas vrai que la manifestation d'une maladie présente souvent des différences en raison de la cause qui la produit, en raison de l'âge, du tempérament et des habitudes du malade, en raison surtout de l'étendue des rapports qui enchaînent ses fonctions, et de l'activité des sympathies qui les unissent? Eh bien ! n'aurez-vous pas alors divers symptômes, diverses images, quoique pourtant il y ait identité de forme et de caractère dans les changements invisibles opérés dans l'organisme?

Tant qu'un respect mal entendu pour la tombe arrêta l'essor de l'anatomie pathologique, on ne vit dans la plupart des maladies que des lésions de fonctions, des altérations dynamiques, qui ne devaient laisser aucune trace de leur passage ; mais quand il fut permis d'interroger la mort, et de comparer les phénomènes de la maladie avec ceux de l'état de cadavre, l'inspection anatomique fit alors découvrir qu'après tels ou tels symptômes, observés pendant la maladie, il existait une altération déterminée dans tel ou tel organe, et cette épreuve, cent fois renouvelée, fit voir que les mêmes symptômes annonçaient toujours la même altération. On reconnut que les phénomènes de la maladie n'avaient été que l'expression d'une lésion organique, et il devint facile d'apercevoir que celle des fonctions n'avait été que consécutive. Mais voyez quelle conséquence entraîna cette découverte ! c'est que le traitement changea comme la théorie. La paralysie, par exemple, n'étant plus considérée comme une abolition de la sensibilité ou de la contractilité fibrillaire, mais seulement comme une lésion des organes chargés de ces fonctions, on ne lui opposa plus, par système, les stimulants les plus énergiques, mais des remèdes en rapport avec les altérations diverses qui la déterminent. On ne déposa plus, sans défiance, dans un estomac enflammé, des anti-spasmodiques destinés à combattre l'exaltation des propriétés de la vie, et qui souvent aggravaient le mal que l'on voulait guérir.

Qu'un homme, doué d'une vaste mémoire, classe dans sa pensée les manifestations diverses de nos maladies ; qu'il en apprécie les détails, la marche, la durée ; il sera loin encore d'être exempt d'erreurs, s'il ne remonte à la source de ces phénomènes, et n'en suit la trace dans l'organisme. S'il ne s'élève à la personnification de ces symptômes, quelle image satisfaisante restera dans son esprit ? Parmi ces désordres, entassés dans sa tête, quel est celui qui commandera cet enchaînement d'idées qui doit fixer ses impressions, et les empêcher de s'évanouir ? Quel triste rôle jouera le médecin qui, sans cesse occupé à combattre des symptômes dont la source lui est inconnue, ne saura jamais se soustraire aux hésitations d'un aveugle empirisme ! Ne pourrait-on pas lui appliquer ces paroles d'Hahnemann : « Cinquante années d'une expérience pareille sont comme cinquante ans passés à regarder dans un kaléidoscope, qui, plein de choses inconnues et variées en couleur, tournerait continuellement sur lui-même ; on aurait vu des milliers de figures, changeant à chaque instant de forme, sans pouvoir se rendre compte d'aucune ? »

Il ne faut donc point s'arrêter, pour traiter une maladie, à la contemplation irréfléchie des symptômes, mais bien s'élever jusqu'à la nature et au siége de l'altération organique qui lui donne naissance. Ainsi doit être renversé pour toujours le bizarre échafaudage des antidotes. La thérapeutique est encore, si l'on veut, symptomatique, en ce sens qu'elle s'appuie sur les symptômes, mais ce n'est point eux qu'elle combat. Il ne faut point revenir à la manie meurtrière de traiter chaque symptôme par un spécifique, la toux et la dyspnée par un looch, les vertiges par l'arnica, et le mal d'estomac par la rhubarbe. Toutes ces erreurs doivent passer de mode, car il n'y a rien d'absolu en médecine, et le résultat de l'impression des médicaments dépend autant de l'organe qui reçoit l'agent que de l'agent lui-même. Il ne faut point oublier que ce n'est pas la connaissance des moyens thérapeutiques qui fait le médecin, mais bien la connaissance de l'opportunité, la connaissance de l'indication et de la nature des altérations organiques qui les réclament.

Quand vous porterez vos regards sur les débris de la mort, direz-vous que les désordres que vous rencontrerez sur le cadavre, ne sont que l'effet des symptômes qui caractérisent la maladie ? Est-ce la difficulté de respirer, la douleur du thorax, la toux, les crachats sanguinolents, la rougeur des pommettes, la force et la fréquence du pouls, qui produisent tous les désordres que la pneumonie laisse après elle?

Quand vous apprécierez la cause des lésions diverses que le choléra détermine dans l'organisme, direz-vous qu'elles sont la conséquence de l'absence de la chaleur et du pouls, de ces coliques et de ces crampes douloureuses, de ce craquement des membres, de ces contorsions effrayantes, de cette altération de la voix, de ces convulsions ou de cette adynamie profonde, dont cette terrible maladie nous retrace trop souvent le lugubre tableau?

Et ne croyez pas, Messieurs, que ces discussions soient oiseuses, indifférentes; car il n'en est point des théories en médecine comme dans les autres sciences physiques. L'astronome peut nier que les mouvements des corps célestes soient dus à l'attraction; ils ne s'en opèreront pas moins de la même manière, et les théories ne changeront pas leurs cours; mais en médecine il n'en est plus ainsi : les systèmes ne sont pas sans influence sur ce qui doit arriver, et s'ils sont faux, ils sont nécessairement nuisibles. Un voyageur rapporte l'anecdote suivante : En Anatolie, le Dr Oppenheim fut appelé pour voir un uléma, qui souffrait beaucoup d'une inflammation aiguë du foie. Il s'y rencontra avec son médecin, grand homme sec, aux regards sombres et fanatiques, exprimant le profond dédain que lui inspirait un chrétien. Où sont situés les intestins? dit le turc d'un air provocateur. — Dans une poche, lui répondit le médecin européen. —

Nullement. C'est dans un lac ; ce lac est à sec, et les intestins, près de s'enflammer : voilà d'où viennent la soif, la chaleur, les douleurs dans le ventre, la langue et la peau sèches. Tu as tort de vouloir ôter du sang, qui est un liquide, et de donner une poudre, qui est sèche. Ce sont des médicaments liquides qu'il faut administrer.—Les assistants trouvèrent ce raisonnement très-lucide, et le savant mahométan l'emporta !

Vous voyez, Messieurs, le danger d'une mauvaise théorie. Or, toute théorie doit être fausse, si elle isole les phénomènes organiques des rouages qui les exécutent. Les fonctions ne sont que des organes en exercice ; quand elles sont troublées, c'est que les organes chargés de les produire ont subi une altération : il ne peut donc y avoir pour le médecin que des organes sains et des organes malades. L'esprit est dégoûté de faire des maladies avec des collections de symptômes ; la médecine ne consiste plus dans la perception des signes, mais bien dans leur évaluation, et tous les médecins instruits sont aujourd'hui convaincus qu'il ne peut exister de maladie sans dérangement organique. Une maladie n'est pas un être nouveau, et ayant une existence propre et indépendante ; c'est seulement une déviation plus ou moins profonde de l'état de santé. Aussi les caractères à l'aide desquels on signale une maladie, n'ont-ils pas de valeur par eux-mêmes, mais seulement parce qu'ils donnent la mesure de l'altération qu'a reçue l'organisme.

Chaque fois que l'irritabilité, mise en jeu par les

différents agents de la nature, par l'atmosphère, les aliments, les sensations, les passions, ne répond plus par sa force ou sa faiblesse aux besoins normaux de la vie, il y a dérangement des fonctions, souffrance, maladie. Chaque organe a besoin de stimulation pour exécuter ses mouvements physiologiques, et quand cette excitation cesse de se produire, il sommeille et languit; mais cette stimulation ne peut dépasser non plus certaines proportions sans déterminer l'exaltation des forces de la vie. Et quand un organe ne jouit plus de la somme de stimulation qui lui est nécessaire, il n'est plus en rapport d'action avec ceux dont les éléments morbides n'ont point encore modifié l'énergie, et de cette rupture d'équilibre entre nos fonctions résulte un désordre, qui se propage promptement dans tout l'organisme, et peut anéantir bientôt l'existence. Que les principes qui composent le sang, cessent aussi de se faire équilibre, que l'un augmente ou diminue au-delà de certaines limites, et il y aura trouble dans les fonctions, fièvre, réaction, maladie.

Quelle que soit donc l'origine des maladies, atonie, irritation, modification dans les proportions des divers éléments qui constituent nos fluides, perversion des sécrétions, atrophies et substitutions pathologiques; que nos tissus se résorbent ou s'hypertrophient, et que les productions nouvelles, sécrétées dans les mailles du tissu cellulaire, ne manifestent aucun caractère de vitalité, ou que, parasites envahissants, elles jouissent dans nos vis-

cères d'une vie isolée, indépendante, vous remon-
terez toujours à la lésion de l'organisme, qui détermine les diverses formes symptomatiques des maladies.

La base d'une doctrine ou d'un système de pathologie doit donc se trouver dans l'organisme lui-
même. Tous les tissus qui composent la trame de
nos viscères, tous les ressorts que la vie met en jeu
pour accomplir ses phénomènes, peuvent être soumis à des influences délétères, qui les suspendent
et les paralysent. Seulement les fonctions sont in-
terrompues, parce que les appareils qui les exécutent, reçoivent directement l'influence des agents
modificateurs, ou parce que ces appareils sont en-
rayés dans leurs mouvements par un principe morbide développé dans une autre partie de l'organisme : de là deux sortes de maladies, que la diversité
de leur développement et de leur origine a fait appe-
ler les unes primitives et les autres secondaires. La
recherche des causes qui arrêtent le mouvement
régulier de nos organes est donc rigoureusement
imposée au médecin qui veut apporter soulagement
à nos souffrances. Ce serait vainement, en effet, que
vous essaieriez de combattre un symptôme qui ne
serait que l'expression d'un trouble secondaire ; le
seul moyen de le faire disparaître est d'anéantir la
cause qui le produit, comme on se débarrasse d'une
ombre importune, en renversant le corps aux mouvements duquel elle s'attache.

Vous le voyez, Messieurs, que nos maladies soient
primitives ou secondaires, continues ou intermit-

tentes ; qu'elles proviennent d'une altération des
solides ou des fluides, elles se révèleront toujours
par une variété de phénomènes, qui indiquera la
nature des modifications qu'aura subies la machine
vivante ; par une expression d'énergie ou de faiblesse, de réaction ou d'épuisement, qui donnera
au médecin la mesure de la lutte que l'organisme
peut entreprendre, et lui permettra de saisir ces
nuances fugitives qui séparent les maladies, et en
déterminent le caractère. Ainsi, les maladies seront
produites ou accompagnées par la stimulation ou
par l'atonie des viscères, l'excès ou le défaut des
réactions organiques, et au lieu de reposer sur des
principes abstraits, sur des entités imaginaires,
que ne peuvent féconder de trompeuses analogies,
leur désignation nosologique et leur traitement re-
connaîtront pour base fondamentale la structure
anatomique des divers appareils qui entretiennent
la vie, l'appréciation du mécanisme de leurs fonctions, et le caractère de la lésion qui détruit la
santé. Ainsi, rien de plus futile qu'un système de
pathologie qui prétend modifier les symptômes,
sans s'occuper du principe qui les fait naître ; rien
de plus triste et de plus fatal pour une doctrine
que de répudier les enseignements que la science
a puisés depuis plus de deux mille ans dans le grand
livre de la nature. Grouper des symptômes, et ne pas
apercevoir les altérations qui leur donnent naissance ; chercher les remèdes, et ne point tenir compte
des modifications organiques qu'apportent les climats, les tempéraments, les habitudes, n'est-ce pas

s'aventurer sur le flot mouvant des hypothèses, et faire à la médecine d'Hippocrate une critique trop blessante et trop amère?

Vous avez vu, Messieurs, avec quelle simplicité s'expliquent nos maladies, èt combien leurs déno minations sont naturelles et faciles, quand on ratta- che leurs symptômes à l'altération des rouages qui entretiennent la vie. Ecoutez Hahnemann, et vous allez comprendre, par l'indécision et l'ambiguité de son langage, toute l'obscurité de ses pensées, toute la frivolité de sa doctrine. Après nous avoir dit, page 178, que les maladies sont des opérations de la force vitale, et que cette force vitale leur op- pose souvent une résistance inutile (ce qui est assez bizarre, puisque l'automatique énergie vitale semble jouer ainsi tout à la fois deux rôles essentiellement contraires, celui de l'attaque et celui de la défen- se), il reproche à l'ancienne pathologie d'avoir fon- dé la classification et le traitement de ces maladies sur le rapprochement insuffisant de quelques symp- tômes, quoiqu'elles ne se présentent jamais sous la même forme, et que chaque épidémie diffère essen- tiellement des autres.

Il ne veut donc point que les altérations dynami- ques de la vie reçoivent des noms particuliers, qui lui semblent au moins inutiles, et qui, par l'abus que l'on pourrait en faire, exerceraient peut-être une fâcheuse influence sur le traitement que ces altérations réclament. Si l'on croyait avoir besoin de noms pour se rendre intelligible au vulgaire, il faudrait alors, dit-il, se servir de mots collectifs, qui s'accommoderaient mieux avec le principe d'une sage méthode, et dire, par exemple : le malade a *une espèce* de chorée, *une espèce* d'hydropisie, *une espèce* de fièvre nerveuse, etc.....

Si la clarté des idées et la précision du langage sont dans une étroite dépendance, que penser du jugement d'Hahnemann ? Comment dire que les noms sont inutiles dans la désignation et le classement des lésions pathologiques, quand c'est le seul moyen que puisse mettre à profit notre intelligence pour matérialiser les symptômes de la maladie, et les revêtir d'un corps, d'une physionomie, dont la mémoire nous retrace l'image ? Et qu'importe au médecin que les traits de cette physionomie soient changeants et mobiles, si l'individualité de la maladie, constatée par le signalement que donne la science, ne peut échapper à sa vigilance ?

Si l'homme n'attachait pas un signe à chacune de ses idées, comment pourrait-il les communiquer aux autres et les conserver lui-même ? Sans le secours des mots et des noms, comment saisirait-il l'ensemble des diverses modifications qu'a recueillies sa pensée ? Tous ces symptômes, qui passent et se renouvellent, et dont l'image est aussi fugitive que sa mémoire, ne s'effaceraient-ils pas rapidement, s'ils n'étaient traduits par des figures durables, et marqués, si je puis ainsi dire, de l'étiquette conventionnelle qui en rappelle le souvenir ?

Du reste, une folie est ordinairement le prélude ou la conséquence d'une autre, et après avoir annulé le remède par des atténuations indéfinies, il ne faut point être surpris qu'Hahnemann efface aussi le nom des maladies dont il a méconnu le caractère. C'est une conséquence de la loi des analogies, si féconde en déceptions.

Si les agents homœopathiques déterminent la guérison, en produisant dans l'organisme une maladie nouvelle, en parfaite analogie avec celle qui existait déjà, comment beaucoup de maladies guérissent-elles par le seul secours de la nature ? Quel est donc le remède homœopathique qu'elle emploie ? Voit-on jamais que la guérison soit due à un pareil résultat ? La résolution dans les maladies, les crises qui souvent les terminent, ne prouvent-elles pas, au contraire, que la marche de la nature n'est qu'une sorte d'allopathie, enseignée par Dieu, et suivie, depuis long-temps, par la sagesse humaine ?

C'est une vérité qu'il est impossible de méconnaître ; mais, dit Hahnemann [1], la tourmente que subit l'organisme, les mouvements révolutionnaires qu'il provoque, pour se débarrasser du principe morbide qui l'opprime, ce travail de la souffrance, cette lutte souvent infructueuse de la nature pour rétablir l'ordre et l'harmonie, toutes ces tempêtes qui brisent souvent la vie, doivent convaincre le médecin que ce n'est pas en secondant une force aveugle qu'il peut arriver au but qu'il veut atteindre.

Si pourtant, Messieurs, les efforts de la nature sont souvent imparfaits et nuisibles ; si fréquem-

---

[1] Voir la préface de l'*Organon*.

ment, ils sont contraires au but qu'elle se propose, comment l'homœopathie, en provoquant des phénomènes semblables, en déterminant une maladie nouvelle, à sa parfaite image et ressemblance, pourrait-elle se débarrasser de la première? Si la nature se trompe, si ce travail pénible qu'elle produit, peut conduire le pauvre malade dans la tombe, comment l'homœopathie, qui se fait gloire de suivre une route semblable, et qui sait bien pourtant que son guide est aveugle, peut-elle se flatter de placer ses malades dans une voie meilleure? Par Dieu, Messieurs les homœopathes, soyez donc conséquents avec vos principes et avec vous-mêmes, et si vous brisez les traditions des saines doctrines médicales, ne franchissez pas au moins les limites du sens commun!

Sans doute, Messieurs, la vérité ne paraît pas toujours dégagée d'entraves, et quelquefois les désordres que révèle la mort, ne sont que des effets éloignés d'un principe dont nous méconnaissons l'existence. Sans doute aussi, parmi les symptômes qui font apercevoir la souffrance de nos viscères, les uns se rattachent à l'action primitive de la maladie, et les autres ont pour origine les réactions diverses provoquées par la nature pour échapper aux dangers qui menacent la vie, et toutes ces manifestations morbides, confondues sous nos yeux, image mobile du trouble de tout l'organisme, peuvent laisser dans les appréciations de notre jugement quelques moments d'hésitation et d'incertitude. Si, en effet, la maladie était toujours localisée dans un organe, d'où ses irradiations fussent réfléchies sur ceux qui entretiennent avec lui des corrélations sympathiques, il serait toujours facile de reconnaître sa marche et d'apprécier la nature de ses phénomènes; mais quelquefois la vie est menacée dans son ensemble, et la localisation du principe morbide, que semble révéler le trouble d'une ou de plusieurs fonctions, n'est que l'expression de souffrances partielles, qui varient plus d'une fois pendant le cours d'une même affection pathologique. Vous combattriez en vain ces symptômes fugitifs de la maladie, une seconde localisation succèderait bientôt à la première, et l'épuisement du malade vous avertirait trop tard de vos erreurs.

C'est au médecin de débrouiller, par une judicieuse analyse, les cris confus de la douleur, et de saisir le premier mobile du désordre de nos fonctions. Pour les hommes versés dans l'étude des maladies, et accoutumés à réunir tout ce qui peut éclairer leur intelligence, toute hésitation doit promptement disparaître, quand à la filiation réfléchie des symptômes s'ajoute l'appréciation de leur valeur et de leur dépendance.

D'ailleurs, cette diversité des signes de la maladie, qui peuvent tromper notre vigilance, et dont l'interprétation est quelquefois obscure et difficile, n'offre pas moins d'embarras aux études raisonnées de l'homœopathe, pour bien saisir la collection des symptômes qui constituent le mal dans son essence, et écarter ceux qui ne seraient qu'accidentels ou secondaires.

Je ne puis trop m'élever, Messieurs, contre cette
prétention des disciples d'Hahnemann de déterminer toujours par leurs médicaments des manifestations identiques de symptômes qui deviennent à leur
tour l'indication positive des effets curatifs qu'ils
doivent produire. Les remèdes, en effet, agissent
surtout en raison des dispositions ou des suscepti-
bilités de l'organisme, et tel remède qui développe
une série de changements dans l'économie, en entraîne souvent une autre, essentiellement contraire,
quand la vie, exaltée ou appauvrie, manifeste autrement ses phénomènes. Il ne faut pas croire non
plus que les causes morbides qui troublent ou
suspendent l'exercice de nos fonctions, déterminent
toujours les mêmes désordres, les mêmes altérations; car, si les impressions ressenties par nos
sens sont variées comme la cause qui les produit,
les réactions pathologiques, qui ne sont que l'expression symptomatique des maladies, varient aussi,
en raison de la force et du développement des appareils organiques. Tantôt, en effet, c'est le système vasculaire sanguin qui paraît être le siége
principal des phénomènes pathologiques : la force
et la dureté du pouls se joignent à l'accélération
du mouvement circulatoire, pour développer la chaleur et la coloration des tissus, qui sont dans un
état d'expansibilité et de turgescence, d'où s'irradie
partout un sentiment de fatigue et de plénitude.
D'autres fois c'est par le dérangement des fonctions
digestives que l'organisme révèle ses souffrances :
la bouche est pâteuse ; la langue se recouvre d'un

enduit blanc ou jaunâtre ; l'appétit disparaît, et les contractions de l'estomac rejettent au-dehors les matières bilieuses qui s'y étaient accumulées. D'autres fois encore c'est le système nerveux qui est le siége des altérations pathologiques, et qui, par l'énergie ou la faiblesse de ses irradiations sur nos viscères, détermine les spasmes, la douleur ou l'abattement.

Donnez à dix hommes bien portants vos globules, tant secoués que vous voudrez, la série des sensations dont ils vous retraceront l'histoire, sera loin d'être pour tous en parfaite harmonie ; souvent même elle sera parfaitement contraire [1]. Or, quand la maladie déroulera à son tour les scènes variées de ses phénomènes, pouvez-vous être plus certains de produire des symptômes analogues que vous ne l'étiez avant l'apparition de ces désordres ? Peut-il être inutile, pour bien apprécier l'influence des remédes, d'interroger tous les rouages de la vie, de s'enquérir de leur force ou de leur faiblesse, de mesurer l'étendue des rapports et des vibrations

[1] Le Dr Caspari, dont l'*Ouvrage sur la vérité de la méthode homœopathique* a été traduit de l'allemand par M. de Saint-Germain, affirme, d'après les expériences du Dr de Bigel, qui fut médecin du grand-duc Constantin, que quelques atomes de charbon peuvent faire naître 720 symptômes différents : « On peut juger facilement, dit-il, de la quantité de maladies que nous pouvons guérir avec ce remède ! » Mais si, pour guérir une maladie, il fallait une concordance parfaite du groupe de symptômes qui la représentent, et des signes morbides que le remède produit, il est évident que l'application de ces remèdes serait généralement impossible.

pathologiques ? Ce défaut de proportion dans les principes qui composent le sang , cette exaltation ou cet affaissement de la vie organique , doivent-ils être étrangers au but que la médecine veut atteindre ? Est-il indifférent de remonter à la source des ravages qu'exerce sur l'espèce humaine le mystérieux cortége des virus et des miasmes délétères ? Si vous n'apercevez que des symptòmes ; si, pour dresser le catalogue de vos remèdes, vous ne consultez que des sensations vagues et fugitives, dont vous méconnaissez l'origine et le caractère ; si vous écoutez leurs voix étranges, sans vouloir traduire leur langage , vous ressemblerez au pilote malhabile , qui note exactement les oscillations de sa boussole, mais qui n'abandonne pas moins son navire à la merci des vagues et du vent.

Parcourez le *Manuel de médecine homœopathique* du Dr Jahr [1], où sont consignés les résultats divers que les médicaments déterminent, et vous trouverez réunis pêle-mêle des symptômes si différents, si contradictoires, qu'il est impossible de les analyser avec méthode, d'en combiner les rapports et les différences, et que la plus patiente intelligence ne peut, dans cette étude, que s'abreuver de dégoûts et d'ennuis. On ne sait ce qu'on doit admirer le plus de l'ingénuité de ses réflexions, ou de sa complaisance à enregistrer des phénomènes qui se rattachent si peu à l'agent toxique dont il fait l'histoire. Vous ignorez de quelles rêveries il l'entoure,

[1] *Nouveau manuel de médecine homœopathique ;* Paris , 1850.

et avec quelle bonhomie il nous révèle les secrets de sa posologie et de ses antidotes ; vous ne savez pas, Messieurs, tout ce qu'un atome de silicea, *à la trentième dilution*, peut amener de changements dans les fonctions humaines. Écoutez l'histoire très-abrégée des résultats bizarres que le docteur homœopathe lui attribue : « Engourdissement et déchirement des membres ; crampes ; disposition à se donner des tours de reins ; induration des glandes ; attaques d'épilepsie, douleurs qui s'aggravent la nuit, à la nouvelle ou à la pleine lune ; inquiétudes dans les jambes, après avoir été long-temps assis ; soif, après avoir bu *peu* de vin ; enfants tardifs à marcher ; lassitudes ; évanouissements ; envies de dormir à l'approche d'un orage ; disposition à se refroidir en se découvrant les pieds ; prurit de la peau ; éruptions diverses ; ramollissement et ulcération des os ; squirrhes ; ulcères fistuleux et putrides ; charbons malins, furoncles, verrues, panaris ; sommeil excessif ou insomnie ; sommeil le soir ou sommeil tardif ; visions effrayantes ; rêves fantastiques, lascifs, de brigands, d'assassins, de chiens, de spectres ; chaleur ou froid, sueur ou frissons ; humeur taciturne, acariâtre ; scrupules de conscience ; morosité, apathie, paresse ; idée fixe : on ne songe qu'à des épingles, on les craint, on les cherche, on les compte partout ; étourdissements, vertiges, surtout en voiture ; élévations tubéreuses au cuir chevelu ; chute des cheveux, teigne humide ; larmoiement, fistule lacrymale, ulcères et taches de la cornée ; presbyopie, cataracte, amaurose, berlue, cécité ; sensibilité des oreilles, accumulation du cérumen, dureté de l'ouie, augmentée à la pleine lune ; tintements, gloussements, bourdonnements ; douleurs du nez, qui devient rouge à son extrémité et couvert de vésicules ; face pâle et terreuse ; furoncle sur la joue ; squirrhe de la lèvre supérieure ; dartres au menton ; tractions nocturnes dans la mâchoire ; odontalgie, aggravée par les choses froides ou chaudes ; dents émoussées ; saignement des gencives ; haleine fétide ; mucosités dans la bouche ; sensation d'un cheveu sur la langue ; mal de gorge, déglutition difficile ; perte du goût et de l'appétit ; envie de dormir après les repas ; nausées, hoquets, vomissements ; coliques, tranchées avec ou sans diarrhée ; borborygmes, flatuosités ; hernie inguinale douloureuse ; ténesme urinaire, pissement au lit ; toux, étouffements ; élancements dans le dos et les membres ; gonflement et déviation de la colonne vertébrale ; gonflement et suppuration des glandes axillaires ; carie de la clavicule ; lassitudes, engourdissement des bras, quand on est couché dessus ; paralysie de l'avant-bras ; ulcères et furoncles des bras et des jambes ; carie du tibia ; tension ou torpeur des mollets ; engourdissement des pieds ; durillons, cors avec douleurs lancinantes ; chatouillement voluptueux à la plante des pieds, au point de rendre fou, après s'être gratté tant soit peu. »

Eh bien ! je vous le demande, sans la clairvoyance des homœopathes, eussiez-vous jamais pensé que quelques atomes, détachés de cette substance qui constitue le cristal de roche et la pierre à fusil, eussent apporté d'aussi étranges modifications dans les phénomènes de la vie ? Mais, si vous redoutez à bon droit que l'eau qui vous sert de breuvage, ne s'imprègne de ce poison, et ne charrie dans vos organes les germes du squirrhe, de l'épilepsie, de la fistule, de la berlue et de la paresse ; si vous craignez avec raison d'avoir soif, en ne buvant guères ; de vous refroidir, en vous découvrant les pieds ; d'avoir les bras engourdis, en vous couchant dessus ; de dormir après vos repas et surtout à l'approche des orages ; d'avoir des idées fixes, et de ne voir que des épingles ; si vous avez peur de vous émousser les dents, de pisser au lit, d'avoir la peau couverte d'ulcères, de cors et de durillons ; si vous redoutez la folie par l'excès du plaisir à vous gratter les jambes, avouez que vous mettrez à profit les curieux enseignements du Dr Jahr, et que vous ne serez pas embarrassés de ce que vous aurez à faire, si vous êtes bossus et acariâtres ; si vous avez des vertiges en voiture, des élévations tubéreuses au cuir chevelu, de la torpeur dans les mollets, l'oreille dure à la pleine lune, un clou sur la joue, et le bout du nez rouge avec des vésicules, et des dartres au menton.

Le dégoût de la vie vous pousse-t-il au suicide ? Enfermez dans un flacon la quadrillionième partie d'un grain d'or, et passez-le promptement sous votre nez, et tant que vous userez de cet innocent exercice, soyez bien certains que vous serez peu jaloux de quitter ce monde.

Etes-vous paresseux et endormis comme des marmottes ? Vous livrez-vous à des pandiculations continuelles, avec cauchemar et démangeaison de l'oreille droite ? Faites résolument usage d'un sextillionième de grain de *mephitis putorius*, de ce suc embaumé que sécrète le putois, et, si vous avez le bonheur d'avoir deux oreilles, vous ne gratterez pas plus la droite que la gauche, et, si le sommeil s'empare encore de vous, vous ne le rencontrerez plus qu'au milieu d'un cortége de parfums et de fleurs.

Avez-vous la gale ? Avalez-moi, seulement à la huit-centième dilution, ce précieux virus que les homœopathes appellent *psoricum*, et je vous garantis qu'il va se livrer au-dedans de vous-mêmes une bataille d'acarus, qui sera tout entière à votre profit; car ceux qui vous sillonnaient l'épiderme, traqués par l'homœopathie dans leur retraite, seront bientôt victimes d'une impitoyable extermination !

Avez-vous eu le malheur d'être piqués des mouches ou des scorpions, mordus par les chiens enragés, les serpents ou les vipères; êtes-vous atteints de tétanos, d'hydrophobie, de gangrène ou de rhume de cerveau ? Prenez-moi, seulement à la soixantième dilution, ce que nos savants appellent *lachésis*, et je vous promets, sur la foi du Dr Jahr, que le venin de la vipère d'Amérique, cent fois plus subtil que tous les venins qui pourraient vous faire mourir, et d'autant plus actif que vous en avalerez moins, va purger votre sang, et neutraliser les venins de toutes les bêtes malfaisantes que vous pouvez trouver sur votre passage.

Vous semble-t-il que des moucherons vous courent sur la face ? Avez-vous de la sueur qui attire fortement les cousins ? Avez-vous une envie folle de fumer du tabac, et craignez-vous de vous couper quand vous vous faites la barbe ? La plus petite dose de *caladium seguinum* vous débarrassera, pendant cinquante jours, de toutes ces misères.

Etes-vous rachitiques, lépreux, épileptiques ? Avez-vous des femmes à qui leurs nourrissons aient écorché le sein ? Avez-vous des enfants qui ne puissent apprendre à marcher, des filles hystériques, des garçons teigneux, que rongent les vers ou les scrophules ? Ingérez, avec toutes les précautions que prescrit la science, quelques atomes de *silicea*, et vous êtes sûrs d'avoir satisfaction de vos femmes, de vos enfants et de vous-mêmes.

Un amour malheureux vous a-t-il donné le vertige ? Etes-vous rongés de chagrins et de jalousie ; êtes-vous pâles comme des suaires et maigres comme des coucous ? La moindre dilution d'*ignatia* ou d'*hyosciamus* vous rendra gais comme des serins et gras comme des limaces. Avez-vous perdu la tête ? Voyez-vous des spectres, des diables, des fantômes, qui menacent de vous tordre le cou ? Avez-vous la manie de mordre ou de vous arracher les dents ; aboyez-vous comme un chien ; rêvez-vous de guerre, de taureaux ou de tigres ; avez-vous les yeux hagards, la face bouffie, la bouche remplie de bave et d'écume ? Oh ! mon Dieu, c'est tout facile à guérir : une parcelle de *belladona*, prise à propos, vous rendra doux et timides comme des moutons. Mais si, dans vos divagations, vous étiez méchants, hargneux et têtus ; si vous parliez de meurtre et d'incendie ; si vous rêviez de rats ou de souris, avalez promptement un globule de *calcarea*, et quand vous aurez cessé d'être fous, vous m'en direz de bonnes nouvelles.

Est-il possible de pousser plus loin le ridicule dans l'appréciation des remèdes, et ces citations, prises au hasard dans la médecine homœopathique du Dr Jahr, ne suffisent-elles pas à vous démontrer toute la futilité de sa doctrine, toute la pauvreté de son bagage pharmaceutique ?

Les sensations, réfléchies dans nos viscères après l'administration des divers agents médicinaux, étant aussi variées que nos dispositions physiques et morales, on conçoit que l'expérimentateur, attentif à toutes les vibrations qui agitent son âme, ait noté une multitude de symptômes qu'on est tout surpris de rattacher à la même origine, malgré leur prodigieuse différence de physionomie et de caractère. Aussi, les hommes de bonne foi, qui avalent en conscience les globules de l'homœopathie, découvrent-ils toujours avec ravissement, en récapitulant leurs sensations, quelques-uns des symptômes qu'Hahnemann ou ses disciples ont présentés aux méditations de leurs adeptes. Peut-il en être autrement, quand cette agglomération de huit ou neuf cents symptômes réunit toutes les variétés de sensations qui retentissent au-dedans de nous-mêmes ; quand vous y rencontrerez tout à la fois les impressions de la douleur et du plaisir, celles de la

force et de la faiblesse, de la chaleur et du froid,
toutes les excentricités du rêve ou de la folie, toutes
les manifestations des anxiétés ou des tribulations
physiques et morales ?

Si l'expérimentateur avait apporté moins de pré-
cipitation dans son œuvre, il eût vu que le rayon-
nement de la vie se reflète sur une surface trop
mobile pour représenter toujours une même image,
et que les impressions de la veille, soumises aux
conditions variables du tempérament, de l'âge ou
des maladies, ne seront plus celles du lendemain ;
il eût reconnu que chaque heure qui sonne à l'hor-
loge invisible du temps, arrête ou précipite le cou-
rant des perceptions humaines, et que nos sensations, dociles instruments des agents modificateurs
qui nous environnent, surgissent ou disparaissent,
comme ces toiles de théâtre qu'emporte le coup
de sifflet du machiniste.

Mais jugez du tourment des homœopathes auprès
de leurs malades ! L'arnica, la bryone, le lycopode,
la pulsatille, l'aconit, la belladone et une infinité
d'autres plantes peuvent guérir un nombre immense de maladies, puisque chacune de ces substances fait naître huit ou neuf cents symptômes,
dont la combinaison peut reproduire l'image de la
plupart des maux qui tourmentent l'humanité. Or,
s'il est nécessaire que la maladie naturelle réunisse
le même nombre de symptômes que le médicament, dans la maladie médicinale qu'il va produire,
vous concevez qu'il y aura deux embarras : celui du
médecin qui aura à comparer entre eux des mil-

liers de signes pathologiques, dont il devra faire
une minutieuse analyse, et celui du malade, qui,
peu habitué à interroger ses sensations et les vibrations intérieures de la souffrance, devra pourtant
noter avec la plus scrupuleuse exactitude les huit
ou neuf cents impressions morbides qui auront
retenti dans son organisme [1].

S'il suffit au contraire de noter les symptômes
saillants, ceux qui retracent positivement la physionomie et le caractère de la souffrance, sans s'occuper des signes vagues et secondaires, il sera sans
doute plus facile de trouver un remède qui con-
tienne les éléments essentiels de la maladie. Mais,
si la doctrine d'Hahnemann se tire ainsi d'un embarras, il faut avouer que c'est au détriment du
principe de concordance absolue sur lequel elle
repose, et qu'en franchissant un écueil, elle se précipite sur un autre, au milieu des brisans de la logique ; car, si un remède présente une série de neuf
cents symptômes, et que la maladie dont il doit
retracer l'image, ne réunisse qu'une dizaine de signes pathognomoniques, il est évident qu'il restera
huit cent quatre-vingt-dix symptômes, que vous
pourrez appliquer au traitement de la plupart des
autres, et que le même médicament, capable de
guérir tous les maux qui nous affligent, devra ainsi
combattre, avec un égal succès, des maladies sépa-
rées par la plus complète dissemblance, et que l'a-

[1] Hahnemann passait quelquefois quatre heures à l'examen d'un seul malade !

nalogie des symptômes médicinaux réunit pourtant dans le même groupe d'affinités homœopathiques.

Mais ce n'est pas tout, et, si l'embarras de trouver dans un médicament l'image réfléchie des symptômes nombreux du mal est assez grand pour effrayer les médicastres les plus intrépides, Hahnemann semble prendre encore à tâche de creuser le précipice ouvert sous ses pas; car il reconnaît (page 245 et suivantes) qu'il est souvent impossible de trouver cette exacte ressemblance, et que, si la totalité des symptômes n'est pas couverte par les éléments morbifiques du remède, il faut se hâter d'en prendre un autre, pour combattre le reste des symptômes primitifs de la maladie. Mais, comme le médicament amènera lui-même des modifications, il faudra, dit-il, ajouter cette série de symptômes médicinaux au groupe encore existant des signes pathologiques, pour former avec le tout une nouvelle image de la maladie. Ainsi, vous le voyez, s'il reste à guérir vingt symptômes, et que le médicament en ait développé huit cents autres, il est évident que vous vous serez mis, vous et votre malade, dans une position beaucoup plus critique que la première; car, au lieu de vingt manifestations de la souffrance, vous en aurez produit huit cent vingt, et il n'y a pas de raison pour que de remèdes en remèdes vous ne tombiez dans un salmigondis épouvantable, et que vous ne déterminiez une masse de symptômes, qui reculent indéfiniment la cure homœopathique, et la rendent absolument impossible.

La nouvelle école a-t-elle pu, sans vertige, mesurer la profondeur de cet abîme ?

Pour prouver la puissance de l'homœopathie,
ses adeptes citent souvent l'influence de la vaccine
pour nous garantir de la petite vérole ; mais, pour
que la vaccine fût un témoignage en faveur des
théories d'Hahnemann, il faudrait pourtant qu'ino-
culée au malade qui présenterait les premiers symptômes de cette fièvre éruptive, elle en arrêtât aussitôt la marche et le développement. Or, c'est précisément ce qu'elle ne peut faire.

Pour sortir de cet embarras, Hahnemann nous
dit (page 83) que, si la vaccine ne détruit pas la petite vérole qui vient d'apparaître, c'est qu'elle n'est
pas douée d'une activité suffisante, et que, pour
que la guérison fût obtenue, elle devrait unir à
l'analogie des symptômes l'excès de force et d'énergie nécessaires au succès de la lutte qu'elle aurait
engagée. Mais quelle est la preuve de cette théorie? Qui a démontré que c'est par sa vertu homœopathique que la vaccine préserve de la petite vérole?
Qui nous dit qu'elle n'agit pas de toute autre manière, par l'incompatibilité de deux affections contraires, par la neutralisation du principe morbide,
par des combinaisons chimiques ou moléculaires
dont la nature nous est encore ignorée ? Si d'ailleurs la vaccine, qui détermine des pustules analogues à celles de la variole, et qui laisse des cicatri-
ces également profondes et ineffaçables, est pourtant inhabile à enrayer la marche de cette maladie,
avec laquelle elle offre plus d'un trait de ressem-

blance, comment pouvez-vous croire que quelques
atomes de bryone, d'aconit, de belladone, de sumac ou de noix vomique, qui sont assurément loin
de reproduire les symptômes et les lésions organiques que la fièvre typhoïde détermine, puissent
guérir homœopathiquement cette maladie? Comment voulez-vous que les mêmes remèdes puissent
opérer la cure des pneumonies, dont l'image n'offre
pas plus d'analogie avec les signes morbides pro-
duits par ces remèdes qu'avec les fièvres typhoïdes
elles-mêmes? Il faudrait donc, pour que cette thèse
fût soutenable, que le quinquina, donné après un
accès de fièvre, développât dans l'organisme une
série de phénomènes plus puissants que ceux de la
fièvre ; il faudrait toujours cette aggravation , au
moins passagère , du mal qui résulte de l'accumulation des symptômes enfantés par la maladie, et
de ceux , nécessairement plus considérables, que
le médicament doit produire pour rester maître du
champ de bataille. Or, ce n'est pas ainsi que la
cure s'opère : la nature suit habituellement une
autre route, et l'accès qui succède à l'administration du remède, perd généralement de sa violence,
si même il ne disparaît entièrement sans lutte et
sans secousses. Il est donc évident qu'Hahnemann
veut adapter à ses théories une série de faits qui ne
peuvent pourtant se prêter à ses chimériques con-
ceptions.

Ce qu'il y a de curieux dans l'histoire de l'homœopathie ; c'est que les remèdes qui, du temps
d'Hahnemann, opéraient merveille avec des frac-

tions de décillionième de grain, n'agissent plus aujourd'hui à si faibles doses. Comment concilier ce changement avec l'authenticité des cures de l'homœopathie ? Hahnemann nous apprend, en effet, que le meilleur moyen d'introduire les médicaments dans l'estomac [1] consiste à avaler une petite dragée, grosse comme une graine de pavot, et imbibée de la trois-centième partie d'une goutte très-atténuée de la teinture médicinale. Or, Messieurs, savez-vous ce que c'est qu'une goutte de teinture, arrivée seulement à la trentième dilution, et comment on procède pour obtenir ce résultat ? Une goutte de teinture quelconque est versée dans un vase contenant cent gouttes d'alcool ; une de ces cent gouttes, imbibée d'un centième de la goutte mère, est versée dans un vase contenant cent autres gouttes d'alcool, formant une troisième dilution, dans laquelle une goutte nouvelle est prise à son tour, de telle sorte que chaque atténuation, jusqu'à la trentième inclusivement, a fourni successivement une goutte à cent parties d'alcool formant la dilution suivante.

En multipliant ainsi par cent jusqu'à la trentième atténuation, le docteur Pascal Panvini, médecin de l'hôpital della Pace, de Naples, a calculé combien il faudrait d'alcool pour la dilution d'une goutte médicamenteuse, et il a trouvé que, si la première atténuation exige, comme je l'ai dit, cent gouttes d'alcool, la seconde en réclame nécessairement dix

---

[1] Page 323 de l'*Organon*.

mille ou à peu près une livre ; puis la troisième, cent livres ou environ un baril ; la quatrième, cent barils, et, d'encore en encore, la neuvième, autant d'alcool qu'en pourrait contenir le lac d'Agnano ; la douzième, cent millions de lacs d'Agnano ; la dix-septième, dix mille Mers Adriatiques ; la trentième, autant d'alcool qu'en pourrait contenir le globe terrestre, et peut-être toutes les étoiles de première et de deuxième grandeur que l'on peut découvrir dans une belle nuit d'été. A quoi il faudrait ajouter, pour la quarantième dilution, toutes les constellations que l'on découvre de l'un à l'autre pôle !

Savez-vous combien il faudrait d'alcool pour obtenir la quinzième atténuation d'un grain d'opium? Juste ce que pourraient contenir cinq futailles ou cinq sphères, ayant chacune un diamètre de trois mille lieues, c'est-à-dire cinq fois le volume de la terre. Et notez bien qu'à cette dose votre médicament pourrait entraîner des résultats dont vous devez craindre la violence, puisque la silice, assurément bien moins redoutable, ne peut, d'après Hahnemann, être donnée qu'à la trentième dilution, si l'on veut se mettre à l'abri de toute inquiétude ! !

Une goutte de teinture, à la trentième atténuation, n'est donc, en d'autres termes, que le mélange de la *déca-octillionième* partie d'une goutte médicamenteuse avec cent gouttes d'un liquide sans propriétés médicinales. Qu'est donc la trois-centième partie d'une de ces gouttes? Et cette dose si petite, cette atténuation si prodigieuse du remède inspire encore à notre docteur quelques craintes, et, par scrupule de conscience, il nous avertit que, si le malade était très-sensible, il faudrait se contenter de faire passer *rapidement* et *une seule fois* sous les narines un petit flacon, contenant une dragée de la grosseur d'un grain de moutarde, imbibée du liquide médicinal très-étendu. Après que le malade a flairé, on rebouche, dit-il, ce flacon, qui peut servir ainsi, pendant des années, sans perdre essentiellement de sa vertu !!!...

Rien ne peut être assurément plus curieux que ce précepte, si ce n'est la confiance d'Hahnemann dans la simplicité de ses lecteurs. Pour s'expliquer ce bizarre système, il faut se rappeler la marche que son fondateur a suivie pour établir ses convictions. « Hahnemann, dit le Dr de Boret, ayant observé quelques maladies qui avaient été guéries ou semblaient avoir été guéries par les semblables, pensa que toutes pouvaient être traitées de la même manière. Il administra d'abord ces médicaments aux doses ordinaires; mais de suite il remarqua une augmentation dans la maladie, qu'il appela *aggravement homœopathique;* et afin de diminuer cet aggravement, il diminua les doses. De nouveaux accidents le décidèrent à une nouvelle diminution, jusqu'à ce qu'enfin la dose des médicaments fût incapable d'agir et par conséquent de nuire. Alors la nature, n'étant plus contrariée, opéra seule la guérison, et Hahnemann, observant que les malades recouvraient la santé d'autant plus vite qu'il leur administrait les remèdes en moindre quantité, en conclut naturellement que les plus faibles doses sont celles qui réussissent le plus sûrement. Ainsi, la médecine homœopathique n'est que la *médecine expectante*, revêtue d'un nom nouveau. Toutefois, elle a sur son aînée un immense avantage dans la pratique. En effet, les malades soumis à la médecine expectante savent que leur médecin n'emploie aucun remède, et attend leur cure des seules forces de la nature ; cette attente les contrarie vivement, car l'homme est poussé par un instinct irrésistible à la recherche du remède qui peut lui rendre la santé. Aussi, sous ce rapport, l'homœopathie satisfait l'imagination, en représentant comme très-puissants les médicaments qu'elle administre.

« Mais, pour tout homme de bonne foi, qui s'est donné la peine d'étudier le nouveau système, il doit être évident que la puissance des remèdes homœopathiques est absolument illusoire, et que toutes les guérisons obtenues avec de semblables moyens doivent être attribuées à la nature, qui opère sans cesse sous nos yeux des cures admirables, quoique nous refusions, orgueilleux que nous sommes, de lui laisser les honneurs de la victoire. »

Pour combattre la critique souvent adressée à l'homœopathie sur l'exiguité des doses réclamées pour la guérison des maladies, Hahnemann et ses sectateurs se sont persuadé qu'il suffisait de nous prouver la divisibilité infinie de la matière, et sur ce chapitre ils sont d'une fécondité merveilleuse.

C'est tour-à-tour le romarin, l'ambre et le musc, qui répandent leurs pénétrantes odeurs, sans rien perdre de leur poids et de leur volume ; c'est le carmin, qui colore une masse d'eau dont on ne peut préciser l'immense étendue ; ce sont des solutions diverses, aux prodigieuses atténuations, dont certains réactifs révèlent la nature ; c'est l'aimant, dont la force attractive s'exerce partout, sans apparaître pourtant dans les habitudes de notre existence ; c'est la pierre à feu, qui, battue par le briquet, fait sortir du métal une inépuisable mine de calorique ; c'est le fil de l'araignée, qui se compose de soixante mille autres, divisibles encore à leur tour ; c'est cette multitude d'animaux infusoires, si exigus que l'œil ne peut les saisir, et dont l'organisation nous étonne par la merveilleuse finesse des appareils qui servent au mouvement et aux autres fonctions de la vie de ces petits êtres ; c'est une solution d'un milligramme d'iodure de mercure dans vingt litres d'eau, qui tue, en quelques secondes, les poissons soumis à cette expérience. Et, quand ils ont fait voir à quel degré d'atténuation peuvent être réduits divers corps de la nature, ils demandent s'il est possible de mesurer la force des agents qui modifient l'organisme. Mais parce que quelques appareils de la vie sont sensibles aux plus faibles impressions, s'ensuit-il qu'ils doivent obéir aux plus chimériques influences ? Parce que quelques atomes d'essence de moutarde ou d'amandes amères empoisonnent les poissons qui l'ont absorbée, faut-il en conclure qu'un millionième de grain de lycopode et de pierre à fusil doive guérir les hommes, et que les punaises, les araignées et les cloportes, avalés à la trentième dilution, soient au nombre des remèdes les plus précieux dont nous gratifie la Providence? Parce qu'un atome de musc ou de sumac, répandu dans une étroite enceinte, peut donner le vertige, s'ensuit-il que cet atome, emporté par le vent, et perdu au milieu des vapeurs humides qui enveloppent la terre, et que la pluie doit lui rendre un jour, exercera partout et toujours les mêmes phénomènes?

Que diriez-vous d'un homme, qui, pour vous faire comprendre la réalité d'un déraillement qu'aurait produit un grain de sable jeté sous la roue d'une locomotive, s'appuierait sur ce raisonnement que, vu à la loupe, ce grain de sable laisse apercevoir d'énormes dimensions, et que le volume des blocs innombrables qui le composent, permet d'expliquer cette catastrophe? Que diriez-vous de ce philosophe, qui, pour mieux vous initier à la puissance cachée des atomes, étaierait son raisonnement de cette incontestable vérité, qu'introduit au milieu des rouages d'une montre, ce grain de sable peut détraquer les mouvements de cette petite mécanique, et que, poussé par le vent sous la paupière, il peut désorganiser l'œil soumis à son influence? Vous diriez que le microscope peut être la cause de bien singulières illusions, et que cet homme, réunissant ainsi des phénomènes que leur dissemblance absolue ne permet pas de com-

parer et de confondre, donne une pauvre idée de
son jugement. Vous apprécieriez en même temps
à leur juste valeur les explications des homœopathes.

Si l'atténuation d'un remède développe de plus
en plus son énergie, si sa force augmente par le
frottement et la dissolution toujours plus grande
des parties qui le constituent [1], comment se fait-il
qu'un poison, jeté dans un fleuve, dont les flots le
roulent et l'agitent, n'exerce pas sur les populations voisines de l'embouchure de ce fleuve une
fatale influence ? Que de molécules toxiques, em-
portées par nos rivières, et qui, ingérées dans l'estomac des pauvres malades, devraient empêcher
les homœopathes eux-mêmes de bien saisir la puissance dynamique de leurs merveilleux globules !

Il est peu surprenant, Messieurs, qu'avec cette
théorie de l'exaltation toujours croissante du remède par les dilutions et les secousses, Hahnemann
menace de la colère divine les médecins de la vieille
école. Le Dr Belloc fait à ce sujet les réflexions suivantes : « Qu'il nous soit permis, dit-il, à cette oc-
casion, de relever une contradiction de l'auteur de
l'homœopathie. C'est la manière dont il prépare
ses médicaments, qui leur donne, suivant lui, l'é-
nergie qui les distingue, et il nous traite comme

[1] Ainsi le veulent Hahnemann et Caspari. Ils comparent
dans leurs ouvrages l'exaltation de la vertu dynamique du
remède, par les dilutions et les secousses qu'on lui imprime,
à la force d'expansion de la poudre, convertie en vapeur !

des empoisonneurs, parce que nous en donnons de plus grandes doses que lui ! Soyez donc conséquent. Si c'est le médicament qui agit indépendamment de tout mode de préparation, vous en donnez des doses ridiculement petites; si c'est votre préparation seule qui le rend actif, nous n'empoisonnons personne, en donnant des doses, même énormes, de médicaments presque inertes. Nul doute que, si nos remèdes avaient une énergie proportionnelle à celle que vous attribuez aux vôtres, aucun malade ne résisterait à un grain d'émétique, et il y aurait dans une salade de pissenlits de quoi empoisonner le monde entier. »

Mais, direz-vous peut-être, si ces remèdes fantastiques, si ces globules, perdus dans un océan de dilutions, ne peuvent guérir que des maux fugitifs et peut-être imaginaires, pourquoi cet enthousiasme qui prône leurs succès ? Pourquoi des hommes d'intelligence, haut placés dans l'échelle sociale, s'associent-ils à l'admiration et aux éloges des dupes ou des adeptes ? Hélas ! Messieurs, c'est qu'il y a des gens qui n'admirent que ce qu'ils ne peuvent comprendre. Ce qui est vrai, se manifeste pour eux d'une façon trop simple et trop naturelle ; il leur faut l'attrait bizarre des mystérieuses croyances. Vous feriez en vain briller à leurs yeux cette lumière de la raison, qui se montre sans prestige et sans ombre ; ils préfèrent ces voiles de la nuit, ces nuées vagues et obscures, qui laissent à l'imagination la liberté de poursuivre ses rêves dans l'abîme de l'inconnu. Que de choses curieuses et intéres-

santes vous promet un voyage dans ce pays de l'inconnu, doux prestige qui nous séduit, en nous of-
frant tout à la fois l'attrait d'une vérité et le charme
d'un mystère ! Quelle bonne fortune pour un nar-
rateur que de faire goûter comme merveilleux ce
qu'il a vu, ce qu'il raconte, et de descendre des
hauteurs de son génie pour avoir le bonheur de se
faire écouter de tout le monde ! Que de gens dési-
reux d'apprendre ce que personne ne connaît; de
jouer le rôle d'initiés, et de prendre ainsi des proportions qui ne sont plus en rapport avec leur petite stature ! Et puis que d'hommes vaniteux, qui
se détournent des choses habituelles de la vie avec
une fière indifférence, pour applaudir ces apôtres
de nouvelles doctrines, où chacun peut apporter
un peu de ses rêves ou de ses chimères, où l'âme,
se dégageant des liens qui la retiennent captive,
s'élève tout d'un coup d'un vol rapide vers des ré-
gions ignorées, et s'absorbe dans l'inconnu !

Ajoutez l'absurde aux paradoxes de l'ignorance,
et vous lui donnerez l'appui du fanatisme. C'est
l'absurde qui flatte et étonne le vulgaire, qui pas-
sionne les initiés, et qui s'élève d'autant plus à leurs
yeux qu'ils sont moins capables de le comprendre.
Et, quand une fois l'absurde a réuni un groupe
d'adeptes ou de sectaires, ce groupe de croyants
s'agite, crie, s'acharne à la poursuite de la critique ou de l'indifférence, et tyranniserait plutôt ses
adversaires que de passer pour dupe.

Citez-nous une folie qui n'ait pas eu ses adeptes,
une absurdité scientifique qui n'ait produit une

impression plus ou moins durable sur l'opinion publique, une œuvre de charlatanisme, si bouffonne qu'on la suppose, qui ne soit encore de cent coudées au-dessous de la crédulité de ce bon public, dont l'admiration est en raison de l'énormité des mystifications que subit son ignorance. Citez-nous une jonglerie, si grotesque qu'elle soit dans son étalage d'essences, d'élixirs ou de pommades, qui n'attire ces gens crédules, toujours prêts à saisir l'hameçon qu'on leur présente. Il est, hélas! dans la destinée de la plupart des hommes d'appartenir à toutes les illusions, de faire écho à toutes les chimères, et de prendre les fantaisies de l'imagination pour mesure de la vérité. Et ne croyez pas que les habitués du grand monde soient exempts de ces préjugés, car c'est parfois des salons de l'aristocratie, idole aussi sacrée pour certaines gens que le manitou des Hurons ou le fétiche des Nègres, que partent les théories médicales les plus absurdes, les conversations scientifiques les plus comiques et les plus bizarres, vides et creuses comme des tambours.

Faut-il être surpris aujourd'hui de toutes ces misères, quand on sait que, pendant long-temps, la matière médicale n'a agrandi son domaine que par les hypothèses les plus ridicules et les plus mensongères? Dioscoride ne préconisait-il pas l'urine de l'homme pour neutraliser le venin de la vipère? Les cigales rôties, les grenouilles et les cloportes n'ont-ils pas joui à leur tour de prodigieuses vertus? Galien n'a-t-il pas affirmé que la péonia, sus-

pendue au cou des malades, guérit merveilleuse-
ment l'épilepsie? Plus tard, la poudre de crapaud,
l'ivoire, les nids d'hirondelle, l'album græcum, la
fiente de paon, les souris et les vipères n'ont-ils
pas eu leurs prôneurs, et ne sont-ils pas venus
grossir la liste des aberrations humaines? Pline
nous apprend que les dames romaines, pour conserver leur beauté et leur fraîcheur, dons précieux
qu'une femme voit rarement disparaître sans regret
et sans tristesse, se lavaient chaque matin le visage
avec une éponge trempée dans du lait d'ânesse, et
se faisaient frotter par une esclave avec des cendres
de limaçon, des abeilles écrasées dans leur miel,
ou avec la graisse d'un cygne ou d'une poularde.
On prévenait alors la gerçure des lèvres avec de
l'huile de roses, convenablement additionnée de
cendre de souris, et la raclure de peau de mouton,
trempée de miel virginal, effaçait les rides et les
rougeurs dont s'alarmait la coquetterie des patri-
ciennes de la Rome impériale. D'autres remèdes
imaginaires, plus en rapport avec les rêves de l'homœopathie, n'ont-ils pas été vantés à cause des
rapports de physionomie qu'ils présentent avec certaines lésions pathologiques? Ainsi le polytric, qui
tient au sol par un grand nombre de fibrilles, gué-
rissait la calvitie ; la pulmonaire, dont les feuilles,
tachées de blanc, rappellent la nuance des poumons tuberculeux, arrêtait le développement de la
phthysie ; les semences du millet devaient infailliblement remédier à la gravelle ; la fleur du muguet
faisait disparaître cette exsudation pultacée, in-

scrite sous le même nom dans les classifications nosologiques; et bon nombre de goutteux retrouvèrent la liberté de leurs jambes, en les frottant avec de la graisse de cerf ou de gazelle !

Ce n'est pas toutefois, Messieurs, que quelques agents modificateurs de l'organisme ne présentent quelques phénomènes plus ou moins en rapport avec les signes des lésions pathologiques. Paracelse l'avait dit, il y a près de quatre cents ans, sans avoir travesti cette vérité de toutes les rapsodies d'Hahnemann ; mais parce que, dans quelques circonstances, ces agents de substitution sont heureusement mis en œuvre, s'ensuit-il qu'il faille généraliser le principe de l'homœopathie, et faire une loi fondamentale de quelques faits épars sur lesquels elle s'appuie ? L'exception n'infirme pas la règle, et de même qu'on peut dire, avec Bouchardat, que la plupart des maladies sont déterminées par des causes spécifiques, de même chaque agent de substitution a une action qui lui est propre, et qui ne ressemble pas à l'action de la cause spécifique.

Il est certain qu'à l'aide d'agents perturbateurs on substitue souvent une maladie d'une guérison prompte et facile à une lésion pathologique, dont la terminaison eût été beaucoup plus éloignée. Ainsi quelques ophthalmies sont heureusement modifiées par une solution de nitrate d'argent ou de sulfate de cuivre ; quelques maladies de la peau cèdent à l'influence des préparations arsenicales ou sulfureuses ; quelques diarrhées, à l'emploi du sulfate de soude ou de magnésie ; mais la puissance de produire dans l'organisme une perturbation nouvelle qui se substitue à la première, et dont la nature se débarrasse ensuite avec plus de promptitude, n'implique point l'analogie des symptômes, et la stimulation qui modifie les fonctions de la fibre vivante, et qui donne aux réactions organiques l'énergie qui leur manque, peut suffire à la guérison. Elle vient en aide à cette force féconde qui anime et vivifie les corps organisés, et qui, sous les noms de nature, archée, âme sensitive, dirige les phénomènes qui se succèdent et se déploient dans tous les mouvements de la machine vivante. Sous son influence se rétablit entre les organes l'harmonie que des agents délétères avaient interrompue, et les orages qui menaçaient la vie d'une prochaine destruction, s'éloignent et s'effacent.

Et quand, au milieu de tous ces remèdes qui impriment à l'organisme des modifications si variées, l'agglomération de quelques effets pharmaceutiques vous offrirait quelques traits plus ou moins éloignés de ressemblance avec l'image de nos maladies, en devriez-vous conclure que tous ceux qui ne vous retracent point cette image, sont vains et stériles ? La saignée et l'émétique guérissent-elles les inflammations pulmonaires par la force des analogies ? Est-ce dans l'arsenal de l'homœopathie que la toxicologie a ramassé ses armes ? Voyez-vous, dans l'atténuation des substances vénéneuses par les neutralisations ou les transformations puissantes qu'opère la chimie, la moindre trace des élucubrations d'Hahnemann ? Si pourtant l'homœopathie était une vérité, l'arsenic ne devrait-il pas atténuer sa terrible influence, et le meilleur contre-poison ne devrait-il pas être le poison lui-même ? Vous opposez le feu au feu dans la guérison d'une brûlure ; s'il est possible de généraliser votre principe, je ne vois pas pourquoi les poisons se tiendraient en dehors de la loi commune. Je ne vois pas pourquoi l'inoculation ne triompherait pas de la gale, du charbon, de la pustule maligne, de la peste ou de la morve.

Que les prôneurs de l'homœopathie essaient donc de guérir la congélation par la neige ou la glace, sans recourir aux frictions qui rendent ce traitement utile et logique ; qu'ils développent sous nos yeux le croup ou la miliaire, avec les globules qui les guérissent : qu'ils nous déroulent à volonté le tableau mouvant de toutes les maladies que font naître leurs atomes ; qu'ils nous montrent l'influence d'un quadrillionième de grain de quinquina pour combattre les rapides désordres qu'une fièvre pernicieuse entraîne dans l'organisme ; qu'ils établissent des ressemblances réelles, positives, basées sur une conformité manifeste de signes et de caractères, sans prêter à leurs symptômes des analogies d'imagination ou de fantaisie, que les initiés seuls aperçoivent ; qu'ils nous prouvent que la dose des médicaments, si petite qu'elle soit, ne peut jamais être trop faible pour réprimer la violence du mal ; qu'ils nous démontrent, en médecine comme en logique, que le moins est l'égal du plus, ou plutôt qu'il le surpasse et le domine; qu'ils fassent le compte des molécules renfermées dans une goutte de teinture médicinale, quand cette goutte est perdue au milieu d'un océan qui aurait dix fois le volume de la terre ; qu'ils nous disent, après l'ingestion d'un remède, pris au hasard dans leurs officines, et après l'examen de leurs sensations ou de leurs douleurs, le nom du médicament que nous aurons confié à l'appréciation de leurs viscères ; que leurs expériences soient publiques et soumises au contrôle ; qu'ils nous permettent de nous enquérir auprès de leurs malades des effets d'un remède que nous aurons, à leur insu, substitué à celui de la veille, et, si les sensations et les symptômes sont vraiment en rapport avec les assertions de l'homœopathie, elle aura conquis le droit de rallier à sa doctrine les hommes inspirés par l'amour de la science et de la vérité. Jusque-là elle ne peut prétendre à leur imposer ses dogmes et ses croyances ; elle doit subir le châtiment de ses ridicules hâbleries, et avec le cachet d'ignorance qui a scellé sa doctrine, elle doit accepter comme une bonne fortune l'indifférence et l'oubli.

Il est vrai que des malades, atteints d'affections nerveuses, de gastralgies, de migraines, de paralysies partielles ont ressenti de l'homœopathie une influence salutaire ; mais est-il toujours facile de distinguer l'effet du remède de l'effet produit par une imagination vivement impressionnée, par la cessation de médicaments nuisibles, par l'observation d'un régime sévère et la confiance d'une prochaine guérison [1]? Ne savons-nous pas que, lors de l'incendie de l'Hôtel-Dieu de Paris, de nombreux paralytiques, depuis long-temps soumis à un traitement infructueux, recouvrèrent tout-à-coup, sous l'influence de la peur, l'usage de leurs membres? N'avons-nous pas vu souvent des fièvres intermittentes, rebelles à tous les remèdes préconisés par l'expérience, céder subitement aux injonctions bizarres du charlatanisme? Ne suffit-il pas, en Egypte, où ces fièvres sont attribuées à l'esprit malin, de faire avaler aux malades de petits morceaux de papier sur lesquels sont écrits des exorcismes? La lecture de quelques passages du Coran, et quelques amulettes ou parchemins, couverts de signes cabalistiques, n'opèrent-elles pas en Turquie des cures inespérées ? Quand les populations, dociles à la voix de Mesmer, se réunissaient sous l'arbre magi-

[1] Nous tenons nos malades, dit le Dʳ Caspari, aussi long-temps éloignés du lit que des circonstances particulières n'obligent pas de le rechercher, parce que le défaut d'exercice, non-seulement ravit les forces du malade, mais lui présente encore son état sous un jour défavorable, et que la privation de son activité accoutumée, de ses affaires journalières lui laisse trop le temps de réfléchir à sa maladie; ce qui le chagrine, le rend inquiet, et augmente son mal.

Le premier soin du médecin, dit Hahnemann, c'est de s'enquérir de l'âge du malade, de son genre de vie, de ses occupations, de sa situation domestique, de ses rapports sociaux, etc.; il ne négligera pas non plus de rechercher si sa disposition d'esprit et sa manière de penser mettent obstacle à sa guérison, s'il faut les diriger, les favoriser ou les modifier.

que qu'avait magnétisé son regard, pensez-vous qu'elles ne puisassent jamais dans cette atmosphère la confiance et la guérison ?

Que de gens se croient d'ailleurs atteints de maladies qu'ils n'ont pas éprouvées ! Que de sensations pénibles rapportées à des organes où retentissent seulement les secousses éloignées des commotions morales, et que les douces émotions de l'esprit et du cœur font souvent disparaître !

Amédée Achard, dont les *Lettres parisiennes* ont popularisé les charmantes causeries, racontait dernièrement les succès d'un D_r Hermann, qui, par des paradoxes habilement soutenus, prétendait renfermer la pathologie dans la circonscription des passions et des oscillations morales. Un jour qu'on discutait dans une maison sur l'origine des maladies, il développait spirituellement ses théories médicales, quand une parisienne, qui croquait des marrons glacés auprès du docteur, se mit à rire, et, le regardant d'un air fin :

Je me rappelle avoir eu une gastrite, dit-elle, il y a trois mois de cela. Doutez-vous de cette maladie ? — Dieu m'en garde ! répondit Hermann. Où l'aviez-vous, s'il vous plaît ? — Mais vous êtes singulier, docteur ; à l'estomac donc ; où voulez-vous qu'on ait les gastrites ? — Je ne vous demande pas le nom de l'organe, mais un renseignement sur la localité où vous avez senti les premières atteintes de cette terrible gastrite. — C'est à la campagne, l'été dernier, en Touraine. — Bon ! nous disons une gastrite champêtre ; — genre ennui. Etiez-vous seule en Touraine ? — Absolument seule. — Avec votre mari ? — C'est ce que je voulais dire. — Et vous n'attendiez personne ? — Mais que font les visites, s'il vous plaît, à la gastrite dont nous parlons? — Répondez toujours. — Eh bien ! oui, j'attendais quelques personnes. — C'est beaucoup. — Pourquoi? — Parce qu'ordinairement le remède est du singulier et que vous parlez au pluriel. Cependant à l'époque de la chasse, vers le mois de septembre, on arriva. — Heureusement. — Et quand on fut arrivé, la gastrite s'en alla. — Docteur, vous êtes insupportable, dit la parisienne en se levant.

Le lendemain, un banquier vint consulter Hermann dans son cabinet.

— Docteur, dit-il, je ne suis pas à mon aise.... j'éprouve des spasmes, des suffocations ; je crains d'avoir un asthme. Que pensez-vous de mon état ? — Comment va la bourse, cher monsieur ? répondit le Dr Hermann. — La bourse? mais je vous parle de mon asthme ! — J'entends bien ; cependant, je voudrais que le malade cédât la place au financier pour un instant. Donnez-moi des nouvelles de la bourse. — Elle a monté beaucoup. — Ah ! alors vous étiez à la baisse, et vous avez perdu beaucoup d'argent... — Monsieur, qui vous a dit ?... — Votre asthme... genre souci. — Quelle folie ! voyons, que me conseillez-vous ? — Voici mon ordonnance.

Le docteur prit un bout de papier, et griffonna quelques mots. — Lisez, dit-il ensuite. Il avait écrit sur le papier les lignes extravagantes que voici :

« Prendre chaque jour une infusion de mauvaises

nouvelles. Se mettre au régime de la baisse avec redoublement, et à la troisième liquidation, s'il y a des bénéfices, le malade ira mieux. »

Un peu après, c'était le tour d'une jeune femme. Elle était pâle et paraissait triste. — Docteur, dit-elle, je souffre du cœur. — Le cœur ! ah diable ! il faut prendre garde à ça. — Je crois que j'ai un anévrisme ; je ne dors plus. — Etes-vous mariée ou veuve, madame ? — Veuve, monsieur. — C'est charmant. — On le dit, mais moi, je ne le crois pas, et la preuve, c'est que je vais me marier. — Ah ! vous devez vous marier, et vous avez mal au cœur ! Voilà qui est bizarre ! A quand la noce ? — Qui le sait !... la personne que je dois épouser, est en voyage.... elle ne reviendra que dans trois mois ! c'est bien long ! — Très-long !... Nous disons donc un anévrisme ; — genre regret. Le traitement est très-facile, madame... il faut le matin déjeûner légèrement, vous promener ensuite au bois de Boulogne ; le soir, aller à l'Opéra, et prendre des glaces chez Tortoni. Je ne sais rien de meilleur pour les anévrismes, et au mois de septembre ou d'octobre, quand votre fiancé reviendra, il vous trouvera parfaitement guérie.

Etant un jour de passage à Bruxelles, il vit un homme politique, qu'une crise parlementaire avait précipité du ministère. Cet homme d'Etat se croyait atteint d'une maladie du foie ! — Le foie ! le foie ! murmura le Dr Hermann ; il n'y a pas de foie ; il y a l'ambition !

Il lui conseilla de se porter candidat aux élections dans un collége dont le représentant venait de mourir.—Le gouvernement combattra mon élection ! répondit l'homme d'Etat tristement. — Tant mieux ! votre triomphe n'en sera que plus éclatant, et la tribune vous vengera du cabinet !

L'ex-ministre suivit le conseil du Dʳ Hermann ; il fut élu, attaqua vivement le pouvoir, et devint le chef redouté de l'opposition. L'hépatite était morte.

Quand on parle de fièvre au Dʳ Hermann, il se fâche ; il aperçoit toujours à sa place les passions qui nous tourmentent. Il y a la jalousie, la colère, le dépit, l'amour, la haine, la rancune, l'envie, l'ambition, l'impatience, la peur. Un jeune homme a la fièvre, soyez certain qu'on l'a trahi ; une jolie femme a la fièvre, c'est qu'un mari imprudent lui refuse la calèche qu'il lui a promise. Un ministre a la fièvre, quand il est destitué ; une danseuse a la fièvre, quand sa toilette est fanée ; un auteur a la fièvre, quand on siffle sa comédie : voilà, dit-il, la vérité, toute la vérité.

Malgré la rédaction peu sérieuse et le ton railleur de ces aphorismes, qui ne peuvent recevoir une signification aussi absolue, il faut reconnaître avec le Dʳ Hermann qu'il ne suffit pas toujours de mettre le doigt sur l'artère, et qu'il faut aussi tâter le pouls aux préjugés, aux passions. Si donc il a le tort de circonscrire la science dans l'étude des chagrins et des caractères, et de limiter ainsi la source de nos maladies, il est certain pourtant qu'en observateur habile il a reconnu les liens psychologiques qui enchaînent les mouvements de la vie humaine. Il s'est convaincu de l'impuissance de la pharmacie dans la guérison des douleurs de l'âme ; il a vu que le remède constitue alors un bagage inutile, ou qu'il ne remplit qu'un rôle secondaire, dont l'influence est subordonnée à la confiance qu'il inspire, ou à la révulsion morale qu'il produit.

Les homœopathes avaient fait grand bruit de leurs succès dans le traitement des pneumonies ; ils attribuaient à leurs globules des résultats étonnants, des cures rapides et incontestées, et pourtant la statistique du docteur Dielt, de Vienne, a détruit toutes ces assertions, et a prouvé que les guérisons de l'homœopathie sont dans une proportion exactement semblable à celles qu'obtient une médecine sagement expectante. Vous serez peu surpris de ce résultat quand vous saurez qu'un grand nombre de phénomènes morbides, considérés comme inflammatoires, ne sont que des manifestations rhumatismales, que guérissent quelquefois avec une rapidité merveilleuse des méthodes de traitement essentiellement opposées. Telles sont certaines pneumonies, qui sont le résultat d'un rhumatisme ayant pour siége le tissu fibreux des vésicules pulmonaires, et dont les expressions essentiellement fugaces et amovibles conserveront la mobilité de son caractère, et disparaîtront aussi bien sous l'influence des globules de l'homœopathie que sous celle d'agents inertes qui usurpent parfois le mérite de la guérison.

Depuis son apparition en France, l'académie de médecine a jugé bien sévèrement cette doctrine, dont le fondateur, abreuvé de dégoûts, et taxé d'imposture dans le pays qui l'avait vu naître, n'échappa que par une proscription volontaire au supplice des épigrammes et des haines passionnées qu'avaient soulevées ses dangereuses utopies. Le Dr Andral, après de nombreuses expériences, a reconnu que les médicaments, administrés à doses homœopathiques dans diverses maladies, ne produisent aucun résultat, et que ces médicaments, donnés à l'homme sain, ne déterminent nullement les maladies dont la guérison leur est bien faussement attribuée. Bailly, pour éviter le reproche d'un défaut d'habitude dans l'application des préceptes d'Hahnemann, fait faire sous ses yeux des expériences, que deux médecins homœopathes dirigent eux-mêmes, et, de tous les malades soumis à ces remèdes, pas un seul ne guérit.

Le Dr Pointe, professeur de clinique à l'Hôtel-Dieu de Lyon, met, en 1832, trente malades de cet hôpital à la disposition de M. Gueyrard, médecin homœopathe renommé de cette ville. L'inutilité des remèdes du disciple d'Hahnemann l'oblige à se retirer le dix-septième jour.

En 1834, plusieurs élèves sont assujettis au régime de l'homœopathie sous la surveillance des Drs Trousseau et Gouraud, et 80 globules des médicaments les plus actifs ne font naître chez eux aucune sensation pathologique.

Le Dr Simon est prié en 1835 de prendre au hasard un médicament contenu dans un paquet, qui en renfermait neuf autres, avec l'étiquette cachée sous un pli, et d'en faire l'expérimentation sur lui-même, afin de pouvoir indiquer, par la nature des symptômes, le nom de l'agent pharmaceutique dont il aurait fait usage; il jugea prudent de se refuser à cette expérience.

Le professeur Bouchardat, qui a fait une étude sérieuse des méthodes curatives prônées par diverses écoles, s'exprime ainsi au sujet des homœopathes : « Ce sont des médecins expectants, qui laissent tout faire à la nature, et qui n'emploient des remèdes que pour tromper le public. » Ce fut aussi le langage des Drs Pelletier, Dumas et Bouillaud devant l'académie de médecine de Paris. « Je sais, disait un jour Orfila devant cette illustre assemblée, que la médecine d'Hahnemann se distingue de la médecine ordinaire par le genre de prescriptions qu'elle ordonne. Les mandats que j'ai souvent reçus de la justice, pour analyser les médicaments débités par les homœopathes, m'ont mis à même de constater qu'il n'existe aucune substance appréciable dans les prétendus remèdes homœopathiques, ou bien que, si, par hasard, l'analyse peut déceler quelque matière dans un certain nombre d'entre eux, la quantité en est tellement faible qu'elle doit être considérée comme nulle ; mais je sais aussi, et je l'affirme sur l'honneur, que, peu confiants dans un système qui ne peut amener aucun résultat heureux, plusieurs homœopathes administrent des médicaments à dose allopathique ; de sorte que la médecine d'Hahnemann est exploitée par deux sortes d'individus : les uns, doués d'une foi illimitée, adoptent sans restriction toutes les extravagances du système, et abandonnent les malades à eux-mêmes, sans s'inquiéter de l'innocuité souvent meurtrière des médicaments qu'ils prescrivent ; ce sont les homœopathes purs et fanatiques. Les autres, moins dangereux, quand il s'agit du traitement des maladies aiguës, peuvent être qualifiés homœopathes habiles, car ils agissent sur l'imagination des malades par l'administration de quelques globules d'une dilution extrême et par conséquent insignifiants, en même temps qu'ils saignent, appliquent des vésicatoires ou des sangsues, et ordonnent des remèdes à des doses que la raison avoue, et dont les bons effets ne tardent pas à se faire sentir. »

Ce jugement est confirmé par toutes les illustrations médicales de notre époque. En Italie, après de nombreuses tentatives, ordonnées par le gouvernement, la nouvelle doctrine est abandonnée par ceux-là mêmes qui avaient prêché la propagande.

A Naples, un hôpital, consacré à l'homœopathie, après quarante jours d'essais infructueux, est fermé dans l'intérêt de la santé publique.

A Bordeaux, la commission administrative des hospices s'adresse en 1849 au ministre, pour obtenir la révocation d'un médecin, qui se livrait dans l'hôpital Saint-André à l'exercice de l'homœopathie, et l'académie de médecine, consultée par le ministre, appuie cette demande.

Même déboire en 1853, et les professeurs de la faculté de Paris refusent de faire asseoir dans la chaire de l'école un homœopathe, que la faveur du ministre désignait pourtant à leur suffrage.

La médecine vétérinaire n'a pas été plus favorable aux théories d'Hahnemann : elles ne pouvaient grandir sur un théâtre où le rôle de l'imagination ne peut se produire.

Le docteur Jœger racontait, il y a quelques années, l'anecdote suivante, consignée dans le 9ᵉ volume du bulletin général de thérapeutique : « Un pharmacien de la capitale de l'Autriche, en possession de fournir l'Allemagne des admirables petits flacons de l'homœopathie, préparait à l'avance des globules de sucre de lait ; puis, pour leur donner la valeur sacramentelle, il les imprégnait d'une goutte de teinture ou de suc, et voilà les globules aussitôt transformés en pulsatille, arsenic, belladone, etc... Un jour donc que ce pharmacien avait un envoi considérable à faire, il fut obligé de sortir pour cause pressante, mais il recommanda à son premier élève de donner au sucre de lait déjà préparé le cachet médicamenteux ordinaire, puis de faire porter immédiatement les boîtes à la poste. Mais, soit distraction, soit malice, cet élève fit partir les boîtes homœopathiques telles qu'elles étaient, c'est-à-dire sans aucune préparation médicamenteuse. Qu'on juge du désespoir de notre pharmacien, à son retour ! Toutes les boîtes vont lui revenir ; il est infailliblement perdu de réputation ; les médicaments n'ayant aucune vertu, il y aura de sinistres catastrophes. Enfin, il était prêt à dévoiler l'affreuse erreur commise dans son officine ; cependant, mieux avisé, il garde le silence, décidé à attendre, à affronter l'orage. Mais, qui l'aurait cru! C'est qu'il n'y eut jamais en Allemagne de médicaments homœopathiques qui aient produit plus de miracles que ceux-là! De tous côtés on adressa des félicitations à notre pharmacien; seulement quelques médecins homœopathes très-rigoristes trouvèrent que certaines substances étaient beaucoup trop actives! »

L'homœopathie n'est donc qu'une de ces créations fantastiques dont l'histoire de l'esprit humain offre plus d'un exemple; elle ne peut avoir été inspirée que par les convoitises du charlatanisme, ou par ces tendances désordonnées vers des idées nouvelles, qui égarent et tourmentent les intelligences. Ces théories, que la science et la raison désavouent, ces fractions incommensurables du remède, que ne justifie aucune expérience démonstrative, et qui dépassent de beaucoup sans doute la divisibilité réelle de la matière, ne peuvent être exclusivement acceptées que par des hommes emportés par la manie des systèmes, ou par des médecins jaloux d'obtenir dans une route nouvelle la vogue qui ne s'est point attachée à leurs premiers pas dans la carrière qu'ils ont parcourue.

Si je ne craignais de faire défaut à la dignité du langage que commandent vos coutumes et la gravité de votre caractère, je placerais sous vos yeux une caricature, qui, malgré son cachet de frivolité et de badinage, ne résume pas moins parfaitement la pensée et le but de l'homœopathie :

« Le public, mon cher, dit un médecin à un autre, le public est stupide...... nous le saignons à blanc, nous le purgeons à mort ; il n'est pas content.... il veut du nouveau.... donnons-lui-en, morbleu ! du nouveau, et faisons-nous homœopathes.... *Similia similibus*. Tiens, voici une ordonnance qui résume le système :

Prendre un tout petit grain de..... de rien du tout..... le couper en dix millions de molécules.... jeter une.... une seule !... de ces dix millionièmes parties dans la rivière.... remuer, remuer, triturer beaucoup.... laisser macérer quelques heures.... puiser un seau de cette eau bienfaisante.... la filtrer.... la couper avec cent parties d'eau ordinaire, et s'en humecter légèrement la langue tous les matins à jeun.....

Voilà ! — Est-ce tout ? — Oui... Ah ! diable ! j'oubliais le principal... payer la présente ordonnance. »

Pour faire la part équitable du remède dans la guérison, il faut avoir bien saisi le caractère d'une maladie, et mesuré l'étendue des ressources de la nature. Ses aspirations sont si puissantes et si fécondes qu'elle accomplit quelquefois, sans le secours de la médecine, les guérisons les plus surprenantes. Soit qu'elle expulse de nos organes les corps étrangers qui les blessent, soit qu'elle fournisse les moyens de supporter sans trouble leur présence, soit qu'elle trace avec une merveilleuse intelligence la voie nouvelle qui doit en débarrasser l'organisme, nous admirons partout la sublime sagesse qui régit nos destinées.

Ici, c'est un fragment osseux, détaché par la né-
crose, et dont l'extraction s'exécute avec l'unique
secours de la nature ; là, c'est un liquide épanché
au milieu de nos viscères, dont il paralyse les fonctions, et que l'absorption fait promptement disparaître ; tantôt, c'est une tache accidentelle de la
cornée, qui trouble ou suspend la vue, et dont la
nature neutralise les fâcheuses conséquences par
le déplacement anormal de la pupille, dont la con-
figuration bizarre permettra le passage de la lumière ; tantôt, c'est une articulation nouvelle, qui
restitue l'agilité et la force au membre amaigri,
qu'une luxation méconnue rendait depuis long-
temps immobile ; ou bien, c'est l'intestin, dont
une hernie étranglée a gangrené les membranes,
et qu'un travail éliminateur retranche de l'organisme, dont les fonctions recouvrent insensible-
ment leur régularité et leur énergie ; ou, c'est encore cet innombrable cortége de maux que ne
peuvent arrêter l'ineptie et l'ignorance, et qui cèdent subitement aux efforts inattendus d'une crise
salutaire. Vous chercheriez en vain la médecine
dans ces guérisons inespérées ; vous n'y reconnaî-
trez que le doigt mystérieux de la puissance qui
nous conduit.

Il ne suffit donc pas que le remède précède la
guérison, pour qu'il faille nécessairement la rattacher à son influence ; car il est possible que la nature conjure l'orage, et que l'organisme, se soule-
vant avec énergie, triomphe seul du mal qu'une
médecine fourvoyée dans le dédale des utopies ne

pouvait détruire. Gardons-nous donc de croire aux succès de l'homœopathie , si les cures obtenues par ses prôneurs ne sont pas établies sur des faits nombreux, incontestables, sanctionnés par le temps, la science et la raison. Leurs guérisons, disent-ils, ne se sont point seulement opérées sur des hommes imbus des vérités de leur doctrine, mais sur de pauvres enfants que le prestige de l'imagination ne pouvait séduire, et qui profitaient, sans le savoir, des bienfaits de la science.

Je ne sais, Messieurs, si vous avez lu le récit d'un voyage en Patagonie , récemment publié par le capitaine Bourne , qui, pendant trois mois, put étudier les mœurs de ces sauvages, et qui décrit ainsi une scène burlesque de stratégie médicale, dont la simplicité patagone explique le succès. Par la valeur d'une guérison au pays des géants, vous apercevrez la signification des résultats dont se glorifie impudemment le charlatanisme. « Tout-à-coup , dit-il, une des filles du vieux Parosilver (le chef de la tribu) accourut avec un enfant, qui criait à tue-tête. La cause attribuée par la mère aux lamentations de sa progéniture fit suspendre l'ordre de marche. Un message fut immédiatement dépêché vers un patagon habile dans l'art de guérir. Le médecin ne se fit pas attendre ; il arriva muni de deux petits paquets d'un pied de long et de trois à quatre pouces de diamètre, tous les deux enveloppés dans des morceaux de peaux. Après s'être un instant promené en long et en large, d'un air grave et solennel, il mit ses paquets à terre et s'assit à côté de la mère , qui tenait dans ses bras le petit patient. Quel que fût son mal, les poumons à coup sûr devaient être intacts, car il mugissait comme un jeune buffle. Quelques minutes se passèrent sans l'échange d'une seule parole ; mais le docteur ne cessait de regarder l'enfant dans les yeux, comme s'il voulait le magnétiser. Il se fit un calme soudain , soit que le petit drôle éprouvât du soulagement , soit qu'il fût las de crier, hypothèse plus vraisemblable. Le docteur ordonna alors une application d'argile, qu'on alla chercher, et que la mère se chargea de pétrir dans ses deux mains, en l'humectant de salive. Quand cet onguent eut le degré de consistance et de fluidité voulu , elle en couvrit son fils de la tête aux pieds, ce qui donna un air assez original au marmot. Cette onction, apparemment, n'était pas de son goût, car il se prit à hurler de plus belle et jusqu'à perte d'haleine. Cependant , le médecin avait ouvert ses deux paquets, que je croyais contenir une petite pharmacie ; mais, au lieu d'herbes médicinales , il n'en tira qu'un rouleau de nerfs d'autruche et une crécelle de huit à dix pouces de long. Il se mit à manier les nerfs de l'oiseau entre ses doigts et à marmotter entre ses dents. Cela dura quatre à cinq minutes, à l'expiration desquelles il saisit la crécelle et la fit violemment tourner pendant une ou deux autres minutes. Alors il reprit sa place près du patient , et, après l'avoir de nouveau regardé dans le blanc des yeux, il se tourna d'un air important vers le chef, qui était accroupi sur sa couche les jambes croisées, le corps penché en avant, les bras également croisés sur la poitrine, et qui observait d'un œil soucieux les progrès du traitement.

Enfin, l'homme de la science rompit le silence le premier : « Je crois l'enfant mieux, » dit-il; « qu'en pensez-vous ? » Le chef fit un signe et un grognement d'assentiment. Le même appel adressé à la mère reçut d'elle une réponse semblable ; sur quoi le médecin ordonna un second emplâtre universel, dont l'application provoqua la même mélodie. De nouveau il mania les nerfs d'autruche et fit tourner la crécelle ; une seconde fois la mère et le grand-père convinrent que l'enfant allait mieux. Le chef prit un rouleau de tabac, en coupa un morceau suffisant pour remplir deux pipes, et l'offrit au docteur, qui parut charmé de ce genre d'honoraires. Les nerfs d'autruche furent d'abord replacés dans leur double enveloppe, et la crécelle tourna de plus belle, en forme de finale, comme marque de reconnaissance ou pour célébrer le succès de la cure. Cependant le praticien avait à peine évacué la loge que le marmot recommençait ses vociférations. Je croyais l'incident de nature à ébranler la foi de la mère et du grand-père dans le traitement qu'on venait d'employer ; il n'en fut rien : leur foi rendait le docteur infaillible. Grâce à Dieu pourtant, le terrible enfant finit par se calmer, et peu de jours après, il se portait bien !... »

Il est à regretter, Messieurs, que cette infaillibilité de magiciens et de sorciers, aveuglément acceptée par la superstition des peuples sauvages, soit aussi, dans les pays de civilisation, un brevet de jonglerie, que s'arrogent les charlatans de tout étage ; car ce ne sont pas seulement l'argile humide, les nerfs d'autruche et les crécelles qui commandent le respect de l'ignorance ; sa foi s'alimente partout des plus absurdes rêveries, et son culte, entretenu par les calculs d'un sordide égoïsme, ne s'adresse jamais qu'aux plus stupides idoles.

S'il était besoin de vous convaincre qu'il est souvent embarrassant d'apprécier l'efficacité des médicaments dans la guérison des maladies, je n'aurais qu'à rassembler mes souvenirs pour vous en donner cent fois la preuve. Je vous citerai seulement quelques exemples remarquables, et pourtant bien différents les uns des autres, de la difficulté de cette appréciation.

Vous connaissez tous les résultats terribles de la rage, et les infructueux efforts tentés par la médecine pour prévenir ou suspendre cette série effrayante de douleurs et de convulsions, dont la mort est le suprême dénouement. Quelques médecins avaient préconisé l'emploi prophylactique des frictions mercurielles, et d'observations recueillies avec bonne foi, ils concluaient à la guérison du tiers des malades soumis à ce traitement. Mais pour débrouiller plus sûrement ce problême, M. Renault, directeur de l'école vétérinaire d'Alfort, s'était demandé jusqu'à quel point la rage est contagieuse, et dans quelle proportion les inoculations développent ordinairement la maladie. Il a donc voulu dissiper ses incertitudes, et, après avoir fait mordre quatre-vingt-dix-neuf chiens, chevaux ou moutons par des animaux enragés, ou leur avoir inoculé la bave recueillie pendant l'accès, il les a abandonnés à eux-mêmes sans traitement et sans secours Or, un tiers environ de ces animaux n'a pas contracté la rage, et ce résultat s'est montré dans une proportion semblable dans les autres écoles vétérinaires. La valeur des frictions mercurielles se trouve, vous le voyez, singulièrement atténuée par ces expériences; la nature avait fait tous les frais de la cure.

Une femme, qui se persuadait avoir avalé une couleuvre, et se plaignait de douleurs intolérables dans les entrailles, est admise à l'hôpital Saint-Louis.

C'est en vain que le chirurgien invoque la science pour prouver à sa malade que ces reptiles ne peuvent respirer et vivre dans les voies digestives de l'homme; c'est en vain qu'il essaie de la rassurer sur les dangers imaginaires de cet étrange parasite, et de lui faire apercevoir que nos maladies et nos douleurs s'expliquent aisément sans l'intervention malfaisante des serpents; elle est sourde aux arguments de la science, et le docteur suit avec inquiétude le progrès d'un mal que les rêves de l'imagination peuvent aggraver encore. Il prend donc la résolution de changer de langage, et, feignant de partager les convictions de la malade, il déclare que l'inutilité de ses remèdes pour tuer le reptile, dont il aurait voulu lui cacher la présence, l'oblige enfin à dire la vérité, et à recourir aux instruments de la chirurgie, pour la débarrasser de cet hôte incommode.

Le docteur reçoit le témoignage de la confiance
la plus absolue, et, s'armant d'une longue et large
aiguille, il fait une double incision à la peau du
ventre, sous laquelle une couleuvre est adroitement
engagée. La voilà, s'écrie l'opérateur, qui va subir
enfin le châtiment qu'elle mérite ; je reconnais sa
trace, je la vois, je la tiens ; et le reptile est montré
captif aux regards radieux de la malade, qui l'ar-
rache elle-même avec la main.

Convaincue que cet animal est sorti de ses entrailles, elle cesse immédiatement de souffrir; mais
bientôt la sensation de légers mouvements ondula-
toires réveille ses inquiétudes ; elle aperçoit une
analogie de souffrances qui peut, dans sa pensée,
se rattacher à l'identité de leur origine, et, se refu-
sant pourtant à croire qu'une seconde couleuvre
eût, pendant son sommeil, suivi la route de la première, elle imagine une autre théorie, et le lendemain, tout alarmée, elle prétend que le reptile a
fait des petits, qui vont, à leur tour, dévorer ses
viscères. Oh ! pour le coup, lui répond le chirurgien, votre clairvoyance est en défaut, ma chère ;
car j'ai prévu le danger d'une telle aventure, et,
m'étant assuré avec mes élèves du sexe de votre
couleuvre, je vous affirme qu'il ne lui a pas permis
de pondre dans vos entrailles. Cet argument sans
réplique efface les derniers vestiges du mal, et
notre crédule malade vite se rassure et guérit.
Or, Messieurs, si ce jour-là elle avait avalé les
pilules des homœopathes, n'aurait-elle pas dû croire à leur vertu pour l'extermination totale des cou-

leuvres et des parasites qui affligent l'humanité ?

Une jeune fille, hystérique depuis long-temps, éprouvait chaque jour des désordres nerveux si grands que peu à peu semblait tarir la source de son existence ; c'était une fleur brisée en son printemps, et que les soins les plus empressés semblaient ne pouvoir empêcher de se faner et de mourir. Sa famille désolée avait en vain consulté tous les médecins de sa province ; ils avaient épuisé leur catalogue de mixtures et de pilules, et celui qui avait été appelé après tous les autres, allait se retirer, sans oser ajouter à la liste déjà si longue de ces remèdes, quand, mieux instruit des ressources de la médecine morale, il promet à la malade une guérison rapide, s'il est assez heureux pour obtenir de l'un de ses confrères, résidant à Paris, et qui avait long-temps demeuré dans l'Inde, un précieux talisman que seul il possède. La pauvre malade se cramponne à cette espérance, comme à la seule ancre de salut qui lui reste. Elle compte les heures qui vont s'écouler avant qu'une réponse lui soit parvenue. Cent fois l'expression de la tristesse ou de la joie retrace sur ses traits mobiles l'image indécise de sa pensée ; cent fois elle s'inquiète d'un retard possible dans le service des dépêches, et cette inquiétude ne disparaît qu'en lisant sur le riant visage de son médecin la bonne nouvelle qu'il s'empresse de lui apprendre. Son ami possédait encore une des incomparables pilules qui n'avaient jamais trompé ses espérances, et il en fait le généreux abandon en faveur de la pauvre malade !

Le lendemain c'était fête et bonheur au chevet de la jeune fille ; la souffrance avait disparu , et cette longue suite de douleurs avait été interrompue par une seule pilule de mie de pain , que le pieux mensonge du médecin avait gratifiée d'une merveilleuse vertu. L'homœopathie ne fait-elle pas aussi de ces miracles ?

Le Dr Trousseau a publié en 1834 plusieurs observations, recueillies à l'Hôtel-Dieu de Paris , qui ne sont pas moins extraordinaires. Il voulut apprécier l'influence de l'imagination sur les modifications que subit quelquefois l'organisme pendant l'administration de remèdes inertes, et, après avoir bercé ses malades de l'espérance d'une guérison que l'homœopathie devait produire, il les soumit à la médication d'Hahnemann , en substituant toutefois à ses globules des pilules d'amidon et de gomme arabique. Voici les résultats qui furent obtenus :

1re OBSERVATION. Le 4 janvier 1834 , une jeune fille de 20 ans entra à la salle Saint-Paul de l'Hôtel-Dieu de Paris , et fut couchée au n° 39. Un an auparavant , elle avait éprouvé une aphonie , qui avait cessé subitement au bout de quinze jours. Depuis le milieu de novembre 1833 , elle avait une extinction de voix complète , survenue à la suite d'un catarrhe bronchique. Nous attendîmes quelques jours pour juger de l'influence que le repos et le régime de l'hôpital auraient sur la malade ; mais, comme l'aphonie ne se modifiait pas , nous résolûmes d'essayer le traitement homœopathique. En conséquence, nous prescrivons *deux pilules d'a-*

midon ; l'une fut prise devant nous ; l'autre, quatre heures après la visite.

Quelques instants après l'administration du premier *globule homœopathique*, maux de cœur, anxiété, bouillonnement dans la poitrine, douleur dans le flanc et dans la région du cœur, chaleur vive, sueur, éruption ortiée sur la peau. Le second *globule* semble aggraver encore ces symptômes : il survient un hoquet convulsif, à la suite duquel la malade tombe dans un profond sommeil. Deux heures après elle se réveilla, et fut tout étonnée de pouvoir parler à haute voix, l'aphonie avait entièrement disparu. Le lendemain, il ne restait que de l'oppression et du mal de tête. La guérison ne se démentit pas, et, quelques jours après, notre malade sortit de l'Hôtel-Dieu.

2me OBSERVATION. Un homme de 40 ans entra à l'Hôtel-Dieu, dans les premiers jours de janvier 1834, et fut couché salle Saint-Bernard, n° 75. Depuis long-temps il éprouvait de l'oppression, et, un an auparavant, il avait eu une hémoptysie légère. Ces commémoratifs et l'examen attentif des divers symptômes offerts par ce malade nous firent croire qu'il était atteint d'une phthysie tuberculeuse au premier degré ; d'ailleurs, notre diagnostic ne tarda pas à se confirmer, et, deux mois après, la présence des tubercules dans le poumon ne faisait de doute pour personne. Nous devons ajouter que cet homme était profondément hypocondriaque.

Nous le laissâmes sans traitement pendant quelques jours, et les symptômes ne se modifièrent en rien ; il ne survint non plus aucun accident. Nous prescrivîmes alors quatre *globules homœopathiques,* qui furent pris exactement à six heures d'intervalle. Ces prétendus globules homœopathiques étaient des pilules d'amidon. Une demi-heure après l'administration de chaque *globule,* sentiment d'oppression, anxiété, crachement de sang, qui cesse après un quart d'heure. Nous ne saurions trop insister sur ce fait, savoir : que les mêmes accidents se reproduisirent quatre fois de la même manière, et exactement au même intervalle, après l'administration de chaque pilule. Ajoutons aussi que la sécrétion urinaire fut notablement augmentée. Pendant deux jours nous cessâmes les *globules,* pour les reprendre, et pour les cesser encore, et ainsi de suite pendant une quinzaine de jours ; et, chaque fois que nous les administrâmes, il y eut du mal de tête, de l'oppression, de l'accélération dans les mouvements du cœur, de la diurèse, des douleurs vives dans tous les membres, phénomènes qui ne se montraient qu'à un degré beaucoup moindre, les jours que le malade ne prenait pas de globules.

3me OBSERVATION. Une jeune fille de 23 ans, atteinte de phthysie pulmonaire, fut également mise à l'usage de nos globules-homœopathiques. Il y avait de la fièvre hectique, de l'insomnie, une toux férine ; et, chaque fois que nous donnions *une pilule d'amidon,* la fièvre était moindre, la toux moins fatigante et le sommeil meilleur. Le soulagement était si marqué que notre pauvre malade nous demandait en suppliant sa pilule calmante, et, chaque fois qu'elle ne la prenait pas, elle souffrait bien davantage. Cette jeune fille était couchée salle Saint-Paul, n° 3.

4me OBSERVATION. Une femme est entrée à la salle Saint-Paul, avec un érysipèle de la face. Elle a pris *un de nos globules homœopathiques.* Deux heures après, elle a ressenti des crampes d'estomac tellement violentes, qu'elle était obligée de se retourner dans son lit, et de se coucher sur le ventre; en même temps son mal de tête a augmenté, ainsi que la fièvre. Cet accident n'est arrivé qu'une seule fois dans le cours de la maladie, et c'est après l'administration d'*une pilule d'amidon.*

Cette succession de phénomènes morbides, que l'influence de l'imagination développe ou suspend tour à tour, pourrait à bon droit vous surprendre, si vous ne connaissiez l'étroite dépendance des ressorts physiques et moraux de la vie humaine.

La conséquence de ces faits est facile à déduire; ils n'ont pas besoin de commentaires.

Mais, font observer les homœopathes, si les remèdes n'opèrent pas d'une manière semblable à la maladie, faites-nous donc connaître la loi qui préside à vos doctrines, et, si vous usez de médicaments contraires ou antipathiques à nos souffrances, montrez-nous comment cette condition se réalise; dites-nous quels sont les remèdes antipathiques à l'érysipèle, aux hémorrhagies, aux fièvres, aux furoncles, et, quand vous opposez une résistance contraire aux efforts de la nature, faites-nous voir qu'en vertu de la solidarité de la vie, une réaction proportionnelle à l'énergie de vos agents perturbateurs ne doit pas se produire, et que vous ne forcerez pas à sortir des bornes de l'harmonie cette élasticité de l'organisme qu'une tension désordonnée peut briser sans retour.

En vous exposant précédemment les caractères divers des altérations pathologiques, je vous ai démontré, Messieurs, que nos médicaments ne peuvent être utiles qu'en s'adressant au principe qui détermine les diverses formes symptomatiques des maladies. Eh bien! la même pensée qui a différencié ces maladies, doit présider à l'administration des remèdes, soit qu'ils élèvent ou qu'ils abaissent la vitalité de nos viscères, soit qu'ils restituent à l'organisme les éléments nécessaires à l'entretien de l'existence, ou qu'ils le débarrassent de ceux qui pourraient l'anéantir. Nous ne prétendons pas avoir de médicaments qui développent des symptômes contraires à ceux des fièvres, des hémorrhagies, des érysipèles ou des furoncles, mais seulement des remèdes applicables à telle ou telle lésion pathologique qui fait naître ces maladies. Nous laissons à l'homœopathie la folle espérance d'appliquer des antidotes à tous les symptômes, et, par une loi positive et invariable, d'arrêter le choix du médicament, que la diversité des phénomènes morbides nous force de modifier sans cesse. Ainsi, les hémorrhagies produites par les efforts de la nature pour éliminer la surabondance du sang qui congestionne les vaisseaux capillaires, ne pourraient être combattues par les remèdes que réclament les hémorrhagies dues à des tubercules, à la viciation du sang, au scorbut. L'érysipèle qui se manifeste sous l'influence d'agents morbides développés dans l'organisme, ne cédera pas à l'emploi des médicaments qui suffiront à la guérison de celui qu'auront fait naître des contusions, l'application de topiques irritants ou le contact de quelques plantes vireuses et délétères. L'anémie, caractérisée par une notable diminution des globules du sang, et que déterminent trop souvent l'humidité de l'air, les fatigues, les privations et la misère, exigera un autre traitement que celle qui se développe à la suite d'un cancer, d'une hydropisie ou d'une fièvre putride.

Nous ne repoussons aucune méthode dont l'expérience et la raison ont reconnu l'utilité ou la sagesse, mais nous soutenons que, si des lois, nécessairement modifiées par les climats, les âges, les habitudes, les réactions organiques, les tempéraments, la nature et la cause des épidémies, ne peuvent invariablement fixer les limites d'une doctrine universelle, absolue, il faut au moins se rattacher à ce principe, que nos altérations pathologiques doivent être généralement combattues par le remède qui est le plus opposé à leurs éléments, à leur caractère. Ainsi, toutes les maladies causées par des proportions anormales des agents organochimiques que recèle le corps de l'homme, guériront par la saturation du principe qui les constitue. Les émissions sanguines feront promptement dis-

paraître ces vertiges, ces étouffements, ce sentiment
de lourdeur et de plénitude que la pléthore détermine ; au malade faible et lymphatique , dont le
sang ne contient plus, relativement à sa masse, les
globules et la fibrine nécessaires à la régularisation
de ses fonctions, vous prescrirez des aliments et des
remèdes appropriés à la débilité des moyens élec-
tro-chimiques dont ses organes disposent, et, à l'aide d'un air sec et pur, des toniques et du fer, vous
rendrez aux humeurs le principe de stimulation qui
leur manque, et l'élaboration des substances ali-
mentaires, autrefois imparfaite et difficile, sera
bientôt prompte et régulière. C'est en se livrant
avec persévérance à la recherche raisonnée des remèdes qui neutralisent les poisons introduits dans
l'organisme que la toxicologie a rendu de si précieux services à la médecine et à l'humanité. Mais
toujours les médicaments seront des agents oppo-
sés par la science aux mouvements désordonnés
des appareils de la vie, et leurs manifestations, produites par une succession de réactions moléculaires, ne pourront être placées en dehors des lois
physico-chimiques qui régissent tous les corps de
la nature.

Ce qui constitue la science du médecin, c'est donc
de bien saisir les rapports de concordance du remède avec les efforts que la nature peut entreprendre ; c'est de reconnaître, par l'examen judicieux
du malade et de la maladie, si le médicament doit
exercer une influence continue ou seulement passagère ; s'il doit produire l'exaltation ou la dépres-

sion des forces de la vie ; s'il doit provoquer des manifestations générales ou partielles, des crises ou des réactions, des révulsions ou des substitutions pathologiques. Et, parce que l'intensité des éléments morbides, l'excès ou le défaut d'irritabilité des appareils qui reçoivent l'impression première des agents modificateurs, ou l'allanguissement général de l'organisme, qui ne peut s'affranchir du principe énervant qui le domine, rendent quelquefois impuissantes les substitutions ou les réactions que provoque la médecine, faut-il aveuglément proscrire une méthode qui, confiée à des praticiens habiles, réalise chaque jour des succès si grands et si rapides ? On ne brise point une arme parce qu'une main sans force ou sans expérience en aurait fait un dangereux usage, et la réalité de ses services n'est appréciée qu'auprès des hommes qui la manient avec prudence, avec adresse.

Faut-il encore, Messieurs, répondre à une dernière objection des homœopathes ? Si nos remèdes, disent-ils, n'agissent que sur des âmes en peine ou sur des imaginations en délire, pourquoi les vôtres n'ont-ils pas la même influence ? Pourquoi n'inspirez-vous pas à vos malades la confiance que l'homœopathie leur commande, et, s'il ne s'agit que de caresser leurs illusions ou leurs faiblesses, qui vous empêche de vous envelopper d'un prestige qui console et guérit ?

Nous comprenons, Messieurs, tous les devoirs que l'humanité nous impose, soit pour effacer les empreintes passagères des douleurs morales, soit

pour placer au chevet du malade les consolations
et l'espérance, soit pour adoucir les pénibles débats d'une vie qui s'éteint au milieu des insomnies
et des angoisses de la lutte suprême ! Nous ne con-
damnons point les mensonges d'une bienfaisante
illusion ; nous applaudissons à la parole bénie qui
endort la souffrance, ou répand au moins quelques
fleurs sur le chemin du tombeau ; mais nous repoussons avec mépris une doctrine qui ne ferait
étalage de science que pour mentir et dissimuler
la pauvreté de son origine.

Est-il donc surprenant que, dans les maladies
dont le traitement est long et difficile, le médecin
perde quelquefois la confiance qu'il avait inspirée ?
Il a déjà employé un grand nombre de remèdes ; il
a fait entrevoir une guérison prochaine, et l'espérance du succès s'est toujours évanouie ; il prescrit
potions et tisanes nouvelles ; mais un élément de
succès lui fait défaut ; on désespère, alors qu'on es-
père toujours, et le malade découragé va chercher
dans un autre système la guérison qu'il n'a pas obtenue. Or, ce système n'a rien de commun avec la
médecine dont il a fait précédemment usage. On
interroge avec une extrême minutie toutes ses sensations ; on met en jeu toutes les vibrations de son
âme ; on le pénètre, on le fascine de la voix et du
regard ; on avait usé près de lui de la simplicité du
langage du monde ; on usera désormais avec em-
phase d'un idiome inintelligible au vulgaire ; on
lui donnait sans prétention musc, soufre ou quinquina ; on lui prescrira maintenant moschus,

sulfur et china, ou bien par abréviation mosc, sulf, chin, et, quand on aura mis un numéro d'ordre sur tout cela (deux ou trois chiffres seulement, expression cabalistique de la science!), le malade ne devra-t-il pas croire qu'il est entré dans une voie nouvelle, où vont s'effacer toutes les aberrations des vieilles doctrines, où le mirage de l'erreur doit enfin s'évanouir? Et puis, la guérison est si facile à atteindre que la puissance dynamique de quelques atomes suffit pour la produire ! Si la santé ne s'est pas plus vite rétablie, ce n'est pas vraiment qu'il faille accuser le médecin, qui a fait tout ce qu'il pouvait faire, mais l'imperfection de la science, qu'une nouvelle doctrine a régénérée, et maintenant la guérison de ces maladies ne peut être l'objet d'une incertitude... En faut-il plus, Messieurs, pour ranimer les forces morales et hâter la cure, quand elle n'est entravée par aucune altération profonde de l'organisme ? Les histoires que je vous ai racontées, n'en sont-elles pas l'irrécusable témoignage ?

Rien n'est plus fréquent d'ailleurs que de voir la méfiance ou les préoccupations des malades paralyser l'action des remèdes, et empêcher la guérison. Je fus appelé, il y a quelques années, par un homme que son instruction et ses habitudes sociales semblaient mettre à l'abri des préjugés qui dominent le vulgaire. La fièvre qui le tourmentait, se manifestait le soir par de violents paroxysmes, que le sulfate de quinine n'avait pu détruire, et, dans son injustice, le malade accusait le remède

d'avoir aggravé, le mal par l'antipathie de son estomac pour ce fébrifuge. Je ne pouvais pourtant
qu'approuver les prescriptions qu'un confrère instruit avait conseillées , et il était évident pour moi
qu'un défaut de confiance dans le médicament
dont on faisait usage , enrayait seul la guérison. Je
fis donc part à mon confrère des convictions qui
m'étaient acquises, et nous résolûmes de continuer
l'emploi du sulfate de quinine, dont le mode d'administration serait changé seulement. Nous recon-
nûmes avec le malade la nécessité d'interroger les
antipathies viscérales et toutes ces bizarreries que
nous témoignent souvent les agents mystérieux de
la vie, et nous soumîmes à son appréciation la formule d'une potion dont l'extrait de gentiane devait constituer la base. Ça me va , nous répondit
aussitôt le malade, et, Dieu merci! mon pauvre estomac n'aura plus à pâtir de votre misérable quinine !

A notre visite du lendemain , le visage épanoui
du malade nous révéla sa joie et la réalisation de
nos espérances. La fièvre avait cessé, et le sommeil
avait rendu à sa pensée son enjouement et sa gaie-
té : douterez-vous encore, nous dit-il, de la vérité
de mes prévisions ? Mettez à profit cette observation, chers docteurs , et, si la fièvre me rattrape
jamais , épargnez-moi les hasards d'une nouvelle
expérience. Nous n'osâmes pas lui avouer de quelle
nature avait été la dernière.

Je ne veux ici , Messieurs , que vous démontrer
toute la fragilité de la doctrine d'Hahnemann, toute

la futilité de ses recettes, tout le ridicule de sa posologie et de ses principes. Si je voulais m'arrêter à toutes les erreurs de détail consignées dans ses ouvrages, j'aurais un champ trop vaste de rêves et de sophismes à parcourir, et ma critique dépasserait les bornes que je me suis imposées. Je n'essaierai donc pas de renverser ses bizarres élucubrations sur la production d'une multitude de maladies, telles que les fièvres intermittentes, l'hystérie, l'épilepsie, la migraine, la goutte, la folie, l'asthme, le cancer, la phthysie, l'hydropisie, la paralysie, la cataracte, la gravelle, etc., et presque toutes les affections chroniques de la peau et des viscères, dont la gale est, d'après lui, la source mystérieuse ; monstre à mille têtes, miasme immense, qui sert de base à ses chimériques théories, et qu'il aperçoit jusque dans les replis les plus cachés de l'organisme ! C'est en vain que vous protesterez contre l'origine de la fièvre qui vous tourmente, et que vous affirmerez au docteur que votre peau n'eut jamais à pâtir des méfaits de l'acarus : beaux contes que tout cela ! vous répondra-t-il ; et qu'est-il besoin que vous n'ayiez jamais eu la gale, si, depuis trente générations, cet insecte a vicié le sang de vos ancêtres, et si vous portez aujourd'hui l'empreinte pathologique de ce triste héritage ? Ne serait-il pas téméraire de combattre un argument aussi péremptoire ? Si ce n'est toi, c'est donc ton frère, disait un jour le loup au pauvre agneau, dont il voulait faire sa pâture, et vous savez ce qu'il advint à l'agneau en récompense de sa logique.

La loi thérapeutique de la nature, qui guérit homœopathiquement nos souffrances, et qui substitue,
d'après Hahnemann, à l'altération dynamique de
notre force vitale les altérations dynamiques du remède, lui paraît également applicable au traitement
des douleurs physiques et morales de l'homme.
« Avec quoi, dit-il page 126, est-on dans l'usage
de chasser les mauvaises odeurs ? Avec du tabac,
qui affecte le nez d'une manière semblable, mais
plus forte. Par quoi couvre-t-on le bruit éloigné du
canon, qui porterait la terreur dans l'âme du sol-
dat ? Par le retentissement de la grosse caisse.....
De même la tristesse et les regrets s'éteignent dans
l'âme, à la nouvelle, fût-elle même fausse, d'un
chagrin plus vif survenu à une autre personne. Il a
fallu que les Allemands, plongés depuis des siècles
dans l'apathie et l'esclavage, fussent écrasés sous
le joug tyrannique de l'étranger pour que le sentiment de la dignité de l'homme se réveillât en eux,
et qu'une première fois enfin ils relevassent la tête. »

Malgré les prodiges de l'homœopathie, il est permis de douter de l'efficacité de la grosse caisse pour
faire marcher un poltron avec assurance au-devant
du canon, et, si l'on doit admirer le naïf témoignage
d'Hahnemann dans l'appréciation des moyens qui
ont enfin relevé ses compatriotes de leur déchéan-
ce, les moralistes seront peut-être peu disposés à
vanter la sagesse de ses maximes, que la philoso-
phie d'Azaïs pourrait seule reconnaître, et je ne
puis croire que les priseurs se rendent à l'entraî-
nement des analogies, qui, confondant ensemble

le tabac et les plus fétides exhalaisons, ne lui réservent que le mérite d'une puanteur plus grande.

La conséquence logique de tout cela, c'est que, pour éloigner la tristesse, il faut s'enfoncer dans un abîme de douleur et de désolation ; c'est que, pour corriger ses mauvais penchants, il faut de plus en plus démoraliser sa pensée, et qu'en prêchant la vertu à ceux qui ont le bonheur de la pratiquer, on s'expose à les rendre vicieux et corrompus. Vous aviez admiré la science du médecin ; inclinez-vous maintenant devant le génie du philosophe.

Il faut que les préoccupations d'Hahnemann soient bien grandes pour lui faire voir de l'homœopathie partout. Les remèdes, les maladies, la morale ont subi tour à tour l'influence de ses poétiques fantaisies, et il eût été malséant que le magnétisme eût fait exception à la loi commune. Aussi ne l'exclut-il pas de son catalogue pharmaceutique, mais à dose fractionnée, avec *une seule passe*, dit-il, et la volonté *médiocrement* tendue d'un homme *bien pensant*. Mais voyez combien les plus fortes intelligences se fourvoient et s'oublient ! Quand il s'agit d'expliquer les modifications déterminées dans nos fonctions par le magnétisme, voilà notre docteur qui n'aperçoit dans ces résultats qu'une répartition plus uniforme de la force vitale ; puis il nous dit que le magnétisme agit localement, en communiquant immédiatement l'énergie aux organes affaiblis, ou bien au contraire en déchargeant la force vitale accumulée en excès dans le corps du malade, quand on se sert des passes usitées pour interrompre les phénomènes du somnambulisme ; mais, si tel est le mode d'action du magnétisme , que fait l'homœopathie dans cette théorie vulgaire , prosaïquement imaginée par la vieille école ? C'est à désespérer des convictions d'Hahnemann !

Après vous avoir soumis les grandes questions qui divisent aujourd'hui la science, et vous avoir fait comprendre la diversité des principes qui leur servent d'appui ; après vous avoir démontré toute la solidité d'une doctrine et toute la fragilité de l'autre ; après vous avoir fait apercevoir tous les efforts impuissants d'un système à poursuivre une ombre, sans la rattacher au corps qui la produit, et toute la sagesse de l'autre à repousser des entités vitales ou morbides que réprouve aussi bien la nature que la logique, vous n'ignorez plus, Messieurs, leur antagonisme absolu. L'un prétend guérir par les semblables, et l'autre, par les contraires. L'homœopathie s'efforce de s'adresser toujours aux symptômes qui lui retracent l'image de la maladie, et aux parties souffrantes elles-mêmes ; l'allopathie, au contraire, concentre le plus ordinairement ses ressources sur les organes qui ne sont point malades, soit qu'elle agisse par révulsion, et qu'elle substitue à une inflammation pathologique une excitation thérapeutique, qui ne doit être que passagère, soit qu'elle ait recours à l'absorption pour rendre au sang les principes qui lui manquent, et à l'organisme tout entier sa puissance de mouvement et de vitalité. L'homœopathie est convaincue que les plus basses atténuations du remède lui laissent toujours une notable énergie, et que la huit-millième dilution agit aussi bien que la première ; l'allopathie ne peut comprendre ces problêmes atomiques, ces atténuations infinies, et se rit de toutes ces chimères. D'un côté, la raison, la judicieuse observation des phénomènes de la nature, les déductions logiques, les saines aspirations de la vérité ; de l'autre, les chimères, les abstractions métaphysiques, les divagations de l'irréflexion ou de l'ignorance. La vieille école marche depuis trois mille ans avec la majestueuse gravité de la science, avec l'autorité du jugement et la sanction du temps ; la nouvelle, toute boursoufflée de vent et de fumée, s'est lancée dans l'espace, aux applaudissements frénétiques d'une foule insensée, qui n'a pas vu que sa menteuse idole allait être brisée comme une bulle de savon.

Que vous dirai-je donc de ces médecins dont je n'ose qualifier ici les étranges métamorphoses, de ces logiciens éphémères, qui, pour concilier toutes les opinions et se faire des prosélytes, vont dresser leur tente dans deux camps contraires, réunissant ainsi deux doctrines entre lesquelles il y a un abîme qu'on ne peut franchir ? Comment ! l'homœopathie part d'un principe essentiellement opposé à celui de l'allopathie ; l'une est l'erreur, l'autre est la vérité ; l'une est le mal, l'autre est le bien, et vous voudriez flotter entre les principes de l'une et les conséquences de l'autre ! Mais hésiter toujours entre le vrai et le faux, n'est-ce pas abdiquer sa conscience, et se condamner au ridicule ?

Si l'homœopathie suffit à la guérison de nos maladies, pourquoi des remèdes pris en dehors de son domaine ? Si vous reconnaissez, au contraire, son impuissance, pourquoi dans vos discours caresser d'absurdes croyances, et par quelques globules inertes, ajoutés aux médicaments dont nous faisons habituellement usage, égarer la confiance du peuple, trop facile, hélas ! à obéir aux jongleries du charlatanisme ? Ce que veulent les malades, c'est la santé ; eh bien ! les notions précises de la médecine sont si étrangères aux idées communes des hommes ; le caractère des lésions pathologiques et l'opportunité du traitement qu'elles réclament, sont si peu accessibles aux jugements aveugles du vulgaire, que, une fois sa guérison obtenue, il fera bon marché de la cause à laquelle il vous plaira d'attribuer vos succès. Vous ferez miroiter à ses yeux les mystérieux globules qui dispensent la santé et la vie, et de leur lumineuse auréole jaillira sur vous un reflet de science peu commune et de brillante renommée. Ainsi surgissent les réputations usurpées ; ainsi s'élèvent des doctrines qui n'ont pour appui que l'ignorance ou le charlatanisme de leurs adeptes.

Mais, si j'accuse quelques homœopathes de mauvaise foi, loin de moi, Messieurs, la pensée de leur lancer à tous l'anathême. J'ai autrefois ouï dire que des gens avaient si souvent parlé de sorciers ou de revenants, qu'ils avaient fini par y croire, et qu'ils soutenaient en conscience les avoir vus eux-mêmes.

Vous me permettrez, Messieurs, de clore cette critique par un conseil bienveillant à l'adresse de MM. les homœopathes :

Grands prôneurs d'homœopathie,
Qui prétendez dans vos discours
Que d'un tout la moindre partie,
S'atténuant, grandit toujours.....
Que votre noble intelligence
Repousse cette expérience.
De la subir gardez-vous bien;
Car, en atténuant la dose,
Quand on possède peu de chose,
On s'expose à n'avoir plus rien.

TABLE DES MATIÈRES

CONTENUES DANS CE MÉMOIRE.